临床标准针灸经穴手册

宋世安　陈言霞　主编

编委（以姓氏笔画为序）

刘建卫

孙炤瑛

李　平

宋世安

陈言霞

赵　伟

潘建明

戴晓矞

绘图：张家良

天津科学技术出版社

图书在版编目(CIP)数据

临床标准针灸经穴手册/宋世安,陈言霞主编 .-天津:天津科学技术出版社,2

ISBN 7-5308-4083-5

Ⅰ.临… Ⅱ.①宋…②陈… Ⅲ.经穴-手册 Ⅳ.R224.2-62

中国版本图书馆 CIP 数据核字(2006)第 006926 号

责任编辑:于伯海

版式设计:邱 芳

责任印制:王 莹

天津科学技术出版社出版

出版人:胡振泰

天津市西康路 35 号 邮编 300051

电话(022)23332393(发行部) 23332390(市场部) 27217980(邮购部)

网址:www.tjkjcbs.com.cn

天津市圣视野彩色印刷有限公司印刷

开本 787×1092 1/32 印张 5 字数 92 000

2006 年 12 月第 1 版第 1 次印刷

定价:28.00 元

序

夫针灸医生之取穴，犹大小方脉之用药也。用药当辨真伪，取穴须识正误，其理无殊。如取穴不识正误，而欲求疗效，何异缘木求鱼乎。然周身经穴三百六十有一，初学之人每感部位纷纭，难于记识，诸书文字陈述虽详，总不如观图识穴之一目了然焉。今吾友陈言霞及宋世安教授考虑及此，乃编写《临床标准针灸经穴手册》一帙，彩绘清晰，文字简明，结合临床，便于携带，随处取用，实可为初学者之圭臬，亦堪供临床医生之参考也。

王雪苔

2005年9月28日

编写说明

为了适应国内外针灸事业的发展，推广和应用国家《标准针灸经穴部位》，满足广大针灸专业学生和针灸临床医生的需要，我们编绘了《临床标准针灸经穴手册》一书。

书中包括针灸经穴定位方法，临床常用的针法、灸法，十四经脉腧穴和人体各部经外穴的定位、主治与操作，以及耳穴的针刺方法、常用耳穴和头针主要刺激区的定位及主治等内容。

为便于读者学习，书中配有插图38幅(彩色图36幅，黑白线条图2幅)。其经穴图以分经图为主，且于各经穴图内配以适量的局部解剖图。另外，在各图之后附以相应的文字说明及临床应用，同时对毫针的使用等，也以小常识的方式予以介绍，以满足初学者的要求。

本书插图画面清晰，经穴定位准确，文字叙述简明，密切联系临床，图文互映，形式新颖，而且便于携带。

本书承蒙世界针灸联合会终身名誉主席，原中国针灸学会常务副会长、中医研究院副院长王雪苔教授审阅并作序，在此一并表示感谢。

由于我们的水平有限，经验不足，缺点和疏漏之处在所难免，恳请读者批评指正，以便再版时修订。

编者　2005.10

目录

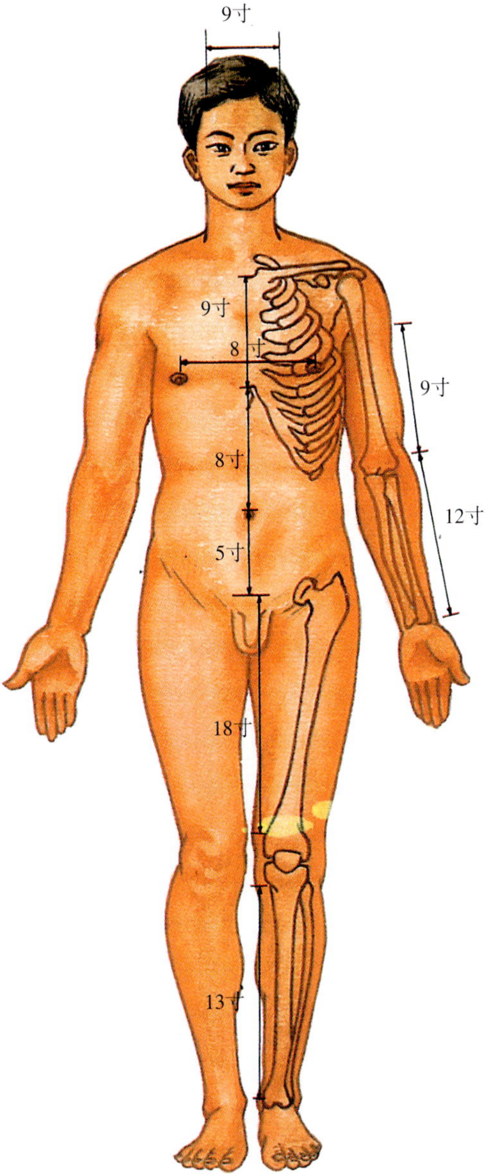

图 1　经穴的定位方法(一)

可分为体表解剖标志定位法、“骨度”折量定位法和指寸定位法三种。

“骨度”折量定位法是指以体表骨节为主要标志，折量全身各部的长度和宽度，定出尺寸，用于经穴定位的方法。

图 1 所示的“骨度”折量寸如下：

前两额发角(头维)之间为 9 寸。

胸骨上窝(天突)至胸剑联合中点(歧骨)为 9 寸。

胸剑联合中点(歧骨)至脐中为 8 寸。

脐中至耻骨联合上缘(曲骨)为 5 寸。

两乳头之间为 8 寸。

腋前、后纹头至肘横纹(平肘尖)为 9 寸。

肘横纹(平肘尖)至腕掌(背)侧横纹为 12 寸。

耻骨联合上缘至股骨内上髁上缘为 18 寸。

胫骨内侧髁下方至内踝尖为 13 寸。

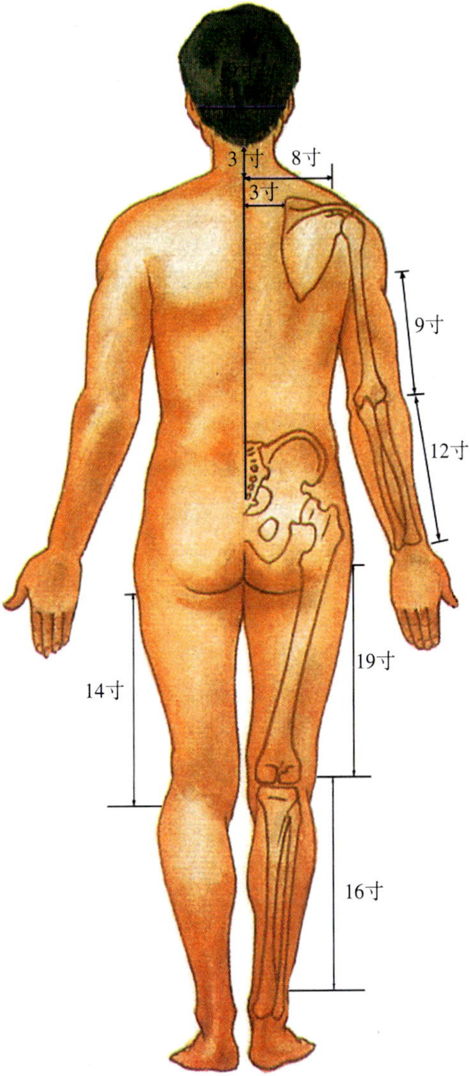

图 2　经穴的定位方法(二)

图 2 所示“骨度”折量寸如下：

耳后两乳突(完骨)之间为 9 寸。

肩胛骨内缘至后正中线为 3 寸。

肩峰缘至后正中线为 8 寸。

股骨大转子至腘横纹为 19 寸。

臀沟至腘横纹为 14 寸。

腘横纹至外踝尖为 16 寸。

体表解剖标志定位法是指以体表解剖学的各种固定和活动标志为依据来确定经穴位置的方法。固定标志是指各部由骨节和肌肉所形成的突起或凹陷、五官轮廓、发际、指(趾)甲、乳头、脐窝等。活动的标志是指各部的关节、肌肉、肌腱、皮肤随着活动而出现的空隙、凹陷、皱纹、尖端等。

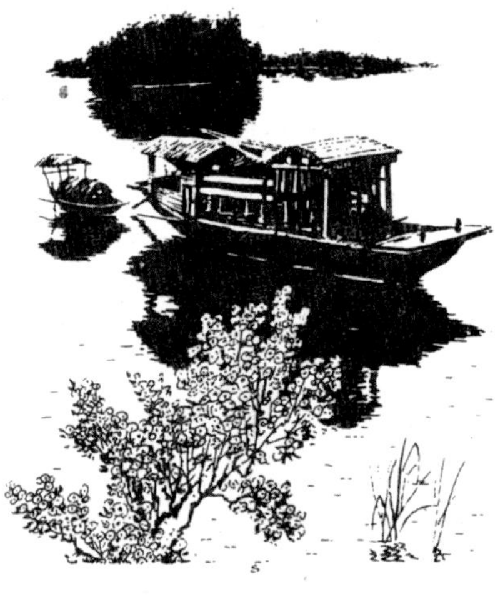

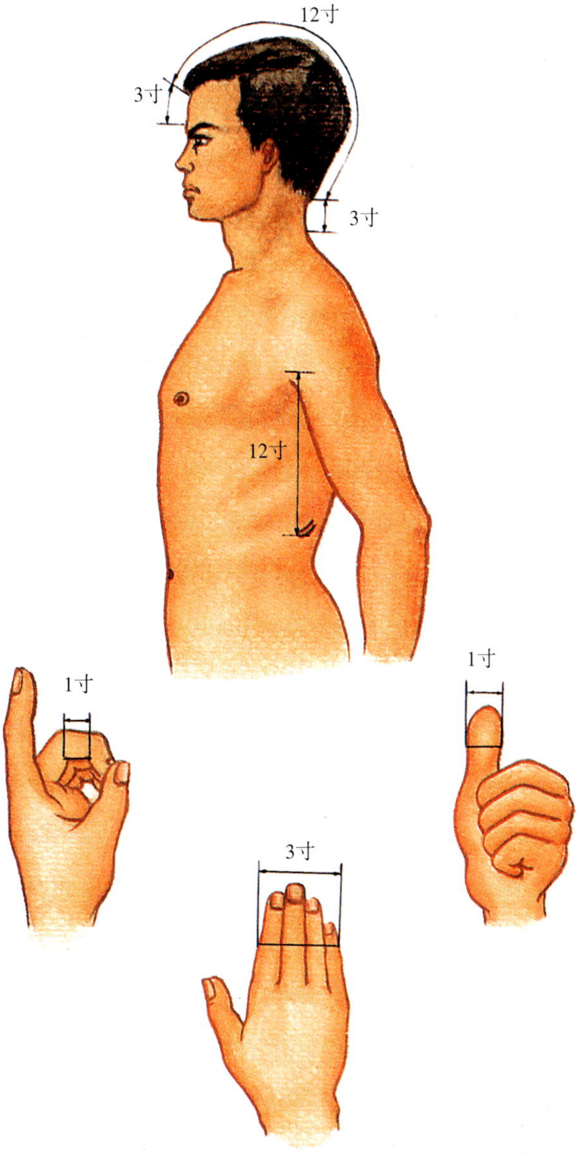

图 3　经穴的定位方法(三)

图 3 所示“骨度”折量寸如下：

前发际正中至后发际正中为 12 寸。

眉间（印堂）至前发际正中为 3 寸。

第 7 颈椎棘突下（大椎）至后发际正中为 3 寸。

眉间（印堂）经后发际正中至第 7 颈椎棘突下（大椎）为 18 寸。

腋窝顶点至第 11 肋游离端（章门）为 12 寸。

指寸定位法是指依据患者本人手指所规定的分寸以量取腧穴的方法，此法包括中指同身寸，即以中指中节桡侧两端纹头（拇中指屈曲成环形）之间的距离作为 1 寸；拇指同身寸，即以拇指的指间关节的宽度作为 1 寸；横指同身寸（一夫法），即尺侧手四指并拢，以其中指中节横纹为准，其四指的宽度作为 3 寸。

附：

一、针刺的角度

毫针刺法中，根据针刺的角度，一般分为以下三种。

1. 直刺　是针身与皮肤表面呈90°角左右垂直刺入。此法适用于人体大部分腧穴。

2. 斜刺　是针身与皮肤表面呈45°角左右倾斜刺入。此法适用于肌肉较浅薄处或内有重要脏器或不宜直刺、深刺的腧穴。

3. 平刺　即横刺、沿皮刺。是针身与皮肤表面呈15°角左右沿皮刺入。此法适用于皮薄肉少部位的腧穴，如头部的腧穴等。

二、灸法

灸法是借灸火的热力给人体以温热性刺激，通过经络腧穴的作用，以达到治病、防病目的的一种方法。施灸的原料很多，但多以艾为主。艾灸分为艾炷灸、艾卷灸、温针灸及温灸器灸。其中艾炷灸是将纯净的艾绒用手搓捏成圆锥形的艾炷，常用的艾炷或如麦粒，或如苍耳子，或如莲子，或如半截橄榄大小。每燃完一个艾炷，叫做一壮。艾炷灸又分直接灸和间接灸两类。直接灸是将大小适宜的艾炷直接放在皮肤上施灸，间接灸是用药物将艾炷与施灸部位的皮肤隔开，进行施灸的方法。常用的药物很多，如生姜、大蒜等。隔姜灸是将鲜姜切成直径2~3厘米大小，0.2~0.3厘米厚的薄片，中间以针刺数孔，置于应灸部位，再将艾炷放在姜片上点燃施灸。当艾炷燃尽，再易炷施灸。艾卷灸中常用的艾条灸是将艾条的一端点燃，对准应灸的腧穴部位或患处，距皮肤2~3厘米左右，进行熏烤，使患者局部有温热感而无灼痛为宜，一般每处灸5~7分钟，至皮肤红晕为度。

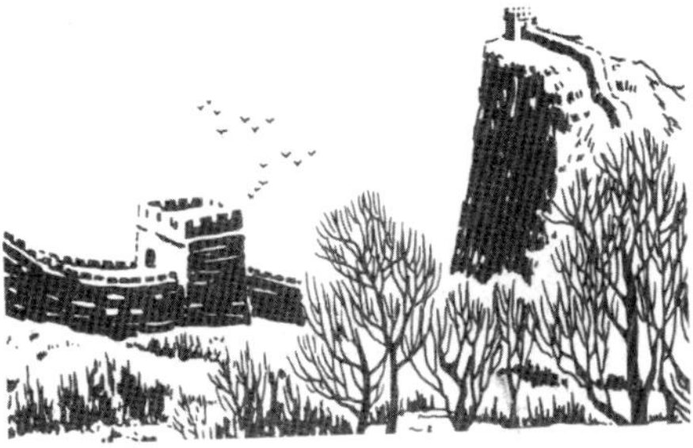

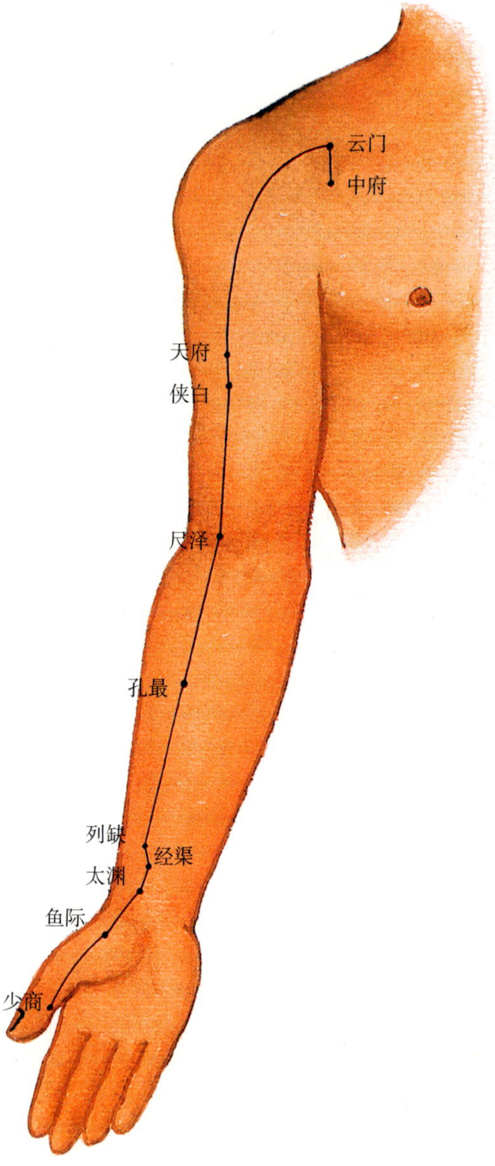

图 4　手太阴肺经

中府 Zhōngfǔ(LU1)

【定位】 在胸前壁的外上方,云门下1寸,平第1肋间隙,距前正中线6寸处。

【主治】 咳嗽,气喘,肺胀满,胸痛,肩背痛。

【操作】 向外斜刺或平刺0.5~0.8寸,不可向内深刺,以免伤及肺脏。

云门 Yúnmén(LU2)

【定位】 在胸前壁的外上方,肩胛骨喙突上方,锁骨下窝凹陷处,距前正中线6寸处。

【主治】 咳嗽,气喘,胸痛,肩痛。

【操作】 向外斜刺0.5~0.8寸,不可向内侧深刺,以免伤及肺脏。

天府 Tiānfǔ(LU3)

【定位】 在臂内侧面,肱二头肌桡侧缘,当腋前纹头下3寸处。

【主治】 咳嗽,气喘,鼻衄,肩及上肢内侧痛。

【操作】 直刺0.5~1寸。

侠白 Xiábái(LU4)

【定位】 在臂内侧面,肱二头肌桡侧缘,当腋前纹头下4寸处,或肘横纹上5寸处。

【主治】 咳嗽,气喘,上臂内侧痛。

【操作】 直刺0.5~1寸。

尺泽 Chǐzé(LU5)

【定位】 在肘横纹中,肱二头肌腱桡侧凹陷处。

【主治】 咳嗽,气喘,咳血,潮热,胸部胀满,咽喉肿痛,小儿惊风,吐泻,肘臂挛痛。

【操作】 直刺0.8~1.2寸;或点刺出血。

孔最 Kǒngzuì(LU6)

【定位】 在前臂掌面桡侧,当尺泽与太渊连线上,腕横纹上7寸处。

【主治】 咳嗽，气喘，咳血，咽喉肿痛，肘臂挛痛，痔疾。

【操作】 直刺0.5～1寸。

列缺 Lièquē(LU7)

【定位】 在前臂桡侧缘，桡骨茎突上方，腕横纹上1.5寸，当肱桡肌与拇长展肌腱之间。

【主治】 咳嗽，气喘，咽喉肿痛，外感，头痛，项强，齿痛，口眼歪斜。

【操作】 向上斜刺0.3～0.5寸。

经渠 Jīngqú(LU8)

【定位】 在前臂掌面桡侧，桡骨茎突与桡动脉之间凹陷处，腕横纹上1寸。

【主治】 咳嗽，气喘，胸痛，咽喉肿痛，手腕痛。

【操作】 避开桡动脉，直刺0.3～0.5寸。

太渊 Tàiyuān(LU9)

【定位】 在腕掌侧横纹桡侧，桡动脉搏动处。

【主治】 外感，咳嗽，气喘，胸痛，咽喉肿痛，无脉症，腕臂痛。

【操作】 避开桡动脉，直刺0.3～0.5寸。

鱼际 Yújì(LU10)

【定位】 在第1掌指关节后凹陷处，约当第1掌骨中点桡侧，赤白肉际处。

【主治】 咳嗽，咳血，咽喉肿痛，失音，发热。

【操作】 直刺0.5～0.8寸。

少商 Shàoshāng(LU11)

【定位】 在拇指末节桡侧，距指甲角0.1寸。

【主治】 咽喉肿痛，咳嗽，鼻衄，发热，昏迷，癫狂。

【操作】 浅刺0.1寸，或点刺出血。

腧穴的分类

人体的经穴很多，大致可分为经穴、经外穴和阿是穴三类。其中属于十二经和任、督脉的腧穴，称为“十四经穴”，简称“经穴”。这些腧穴因其分布在十四经循行路线上，所以与经脉关系密切，不仅具有主治本病证的作用，而且反映十四经及其所属脏腑的病证。

经外穴是指既有一定的穴名，又有明确的位置，但尚未列入十四经的腧穴。这类腧穴的主治范围比较单纯，多数对某些病证有特殊疗效。

阿是穴又称压痛点、天应穴和不定穴等。这一类腧穴既无具体名称，又无固定位置，而是以压痛点或其他反应点作为针灸部位。

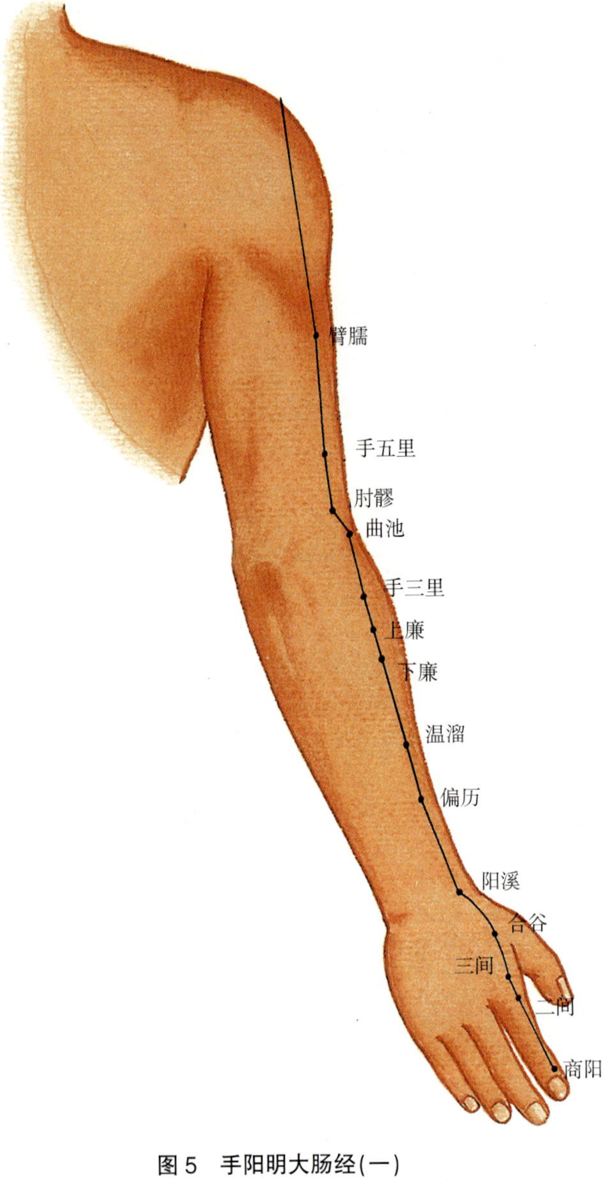

图 5　手阳明大肠经(一)

商阳 Shāngyáng(LI1)

【定位】 在食指末节桡侧,距指甲角 0.1 寸。

【主治】 咽喉肿痛,齿痛,耳聋,手指麻木,热病,昏迷。

【操作】 浅刺 0.1 寸,或点刺出血。

二间 Èrjiān(LI 2)

【定位】 微握拳,在第 2 掌指关节前,桡侧凹陷处。

【主治】 目昏,齿痛,咽喉肿痛,鼻衄,热病。

【操作】 直刺 0.2~0.3 寸。

三间 Sānjiān(LI 3)

【定位】 微握拳,在第 2 掌指关节后,桡侧凹陷处。

【主治】 目痛,齿痛,咽喉肿痛,身热,手背肿痛。

【操作】 直刺 0.5~0.8 寸。

合谷 Hégǔ(LI4)

【定位】 在手背,第 1、2 掌骨间,当第 2 掌骨桡侧的中点处。

【主治】 头痛,目赤肿痛,鼻衄,齿痛,牙关紧闭,口眼歪斜,耳聋,痄腮,咽喉肿痛,热病,无汗,多汗,腹痛,便秘,经闭,滞产,上肢疼痛、不遂。

【操作】 直刺 0.5~1 寸,针刺时手呈半握拳状。孕妇不宜针。

阳溪 Yángxī(LI 5)

【定位】 在腕背侧横纹桡侧,拇指向上翘起时,当拇短伸肌腱与拇长伸肌腱之间的凹陷中。

【主治】 头痛,目赤肿痛,耳聋,耳鸣,齿痛,咽喉肿痛,手腕痛。

【操作】 直刺 0.5~0.8 寸。

偏历 Piānlì(LI 6)

【定位】 屈肘,在前臂背面桡侧,当阳溪与曲池连线上,腕横纹上 3 寸。

【主治】 目赤,耳鸣,鼻衄,喉痛,手臂酸痛,水肿。

【操作】 直刺或斜刺 0.5~0.8 寸。

温溜 Wēnliū(LI 7)

【定位】 屈肘,在前臂背面桡侧,当阳溪与曲池连线上,腕横纹上 5 寸。

【主治】 肠鸣腹痛,头痛,面肿,咽喉肿痛,肩背酸痛。

【操作】 直刺 0.5~1 寸。

下廉 Xiàlián(LI 8)

【定位】 在前臂背面桡侧,当阳溪与曲池连线上,肘横纹下 4 寸处。

【主治】 肘臂痛,头痛,眩晕,目痛,腹胀,腹痛。

【操作】 直刺 0.5~1 寸。

上廉 Shànglián(LI 9)

【定位】 在前臂背面桡侧,当阳溪与曲池连线上,肘横纹下 3 寸。

【主治】 肘臂痛,半身不遂,手臂麻木,肠鸣腹痛。

【操作】 直刺 0.5~1 寸。

手三里 Shǒusānlǐ(LI 10)

【定位】 在前臂背面桡侧,当阳溪与曲池连线上,肘横纹下 2 寸。

【主治】 手臂无力,上肢不遂,腹痛,腹泻,齿痛颊肿。

【操作】 直刺 0.8~1.2 寸。

曲池 Qūchí(LI 11)

【定位】 在肘横纹外侧端,屈肘,当尺泽与肱骨外上髁连线中点。

【主治】 手臂肿痛，上肢不遂，热病，咽喉肿痛，齿痛，目赤痛，头痛，眩晕，癫狂，腹痛吐泻，瘾疹，瘰疬。

【操作】 直刺1～1.5寸。

肘髎 Zhǒuliáo（LI 12）

【定位】 在臂外侧，屈肘，曲池上方1寸，当肱骨边缘处。

【主治】 肘臂部酸痛、麻木、挛急。

【操作】 直刺0.5～1寸。

手五里 Shǒuwǔlǐ（LI 13）

【定位】 在臂外侧，当曲池与肩髃连线上，曲池上3寸。

【主治】 肘臂挛痛，瘰疬。

【操作】 避开动脉，直刺0.5～1寸。

臂臑 Bìnào（LI 14）

【定位】 在臂外侧，三角肌止点处，当曲池与肩髃连线上，曲池上7寸。

【主治】 肩臂疼痛不遂，瘰疬，目疾。

【操作】 直刺或向上斜刺0.8～1.5寸。

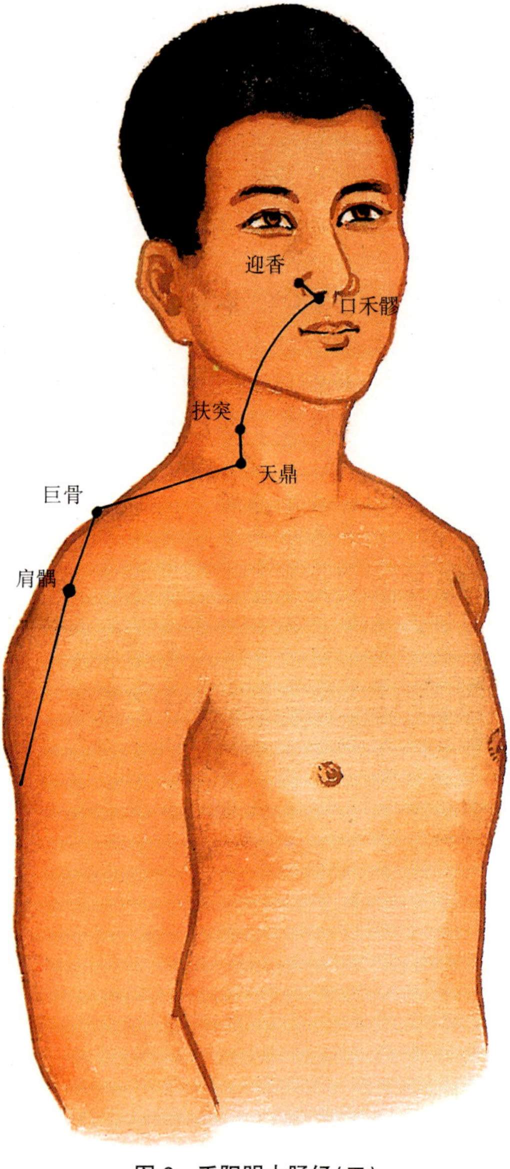

图6　手阳明大肠经(二)

肩髃 Jiānyú(LI 15)

【定位】 在肩部，三角肌上，臂外展，或向前平伸时，当肩峰前下方凹陷处。

【主治】 肩臂挛痛，上肢不遂，瘾疹，瘰疬。

【操作】 直刺或向下斜刺 0.8～1.5 寸。

巨骨 Jùgǔ(LI 16)

【定位】 在肩上部，当锁骨肩峰端与肩胛冈之间的凹陷处。

【主治】 肩臂挛痛不遂，瘰疬，瘿气。

【操作】 直刺，微斜向外下方，进针 0.5～1 寸。直刺不可过深，以免刺入胸腔造成气胸。

天鼎 Tiāndǐng(LI 17)

【定位】 在颈外侧部，胸锁乳突肌后缘，当喉结旁，扶突与缺盆连线中点。

【主治】 暴喑气梗，咽喉肿痛，瘰疬，瘿气。

【操作】 直刺 0.5～0.8 寸。

扶突 Fútū(LI 18)

【定位】 在颈外侧部，喉结旁，当胸锁乳突肌的前、后缘之间。

【主治】 咽喉肿痛，暴喑，瘿气，瘰疬，咳嗽，气喘。

【操作】 直刺 0.5～0.8 寸。注意避开颈动脉，不可过深。一般不使用电针，以免引起迷走神经反应。

口禾髎 Kǒuhéliáo(LI 19)

【定位】 在上唇部，鼻孔外缘直下，平水沟穴。

【主治】 鼻塞，鼻衄，口㖞，口噤。

【操作】 直刺或斜刺 0.3～0.5 寸。

迎香 Yíngxiāng(LI 20)

【定位】 在鼻翼外缘中点旁，当鼻唇沟中间。

【主治】 鼻塞，鼻衄，口㖞，胆道蛔虫症。

【操作】 斜刺或平刺0.3～0.5寸。

毫针的规格

毫针是针刺治疗的主要针具，临床应用最为广泛。现代所用的毫针多由不锈钢制成。其结构可为分针尖(又称针芒)、针身(又称针体)、针根、针柄和针尾五个部分。

毫针的规格主要以针身的长度和粗细来区分。针身的长短原以“寸”计，按“法定计量”则以“毫米”计；粗细原以“号数”计，现以直径多少“毫米”计。

毫针的长度规格

寸	0.5	1	1.5	2	2.5	3	4	4.5	5	6
毫米(针身)	15	25	40	50	65	75	100	115	125	150

毫针的粗细规格

号数	26	27	28	29	30	31	32	34	35
直径(毫米)	0.45	0.42	0.38	0.34	0.32	0.30	0.28	0.24	0.22

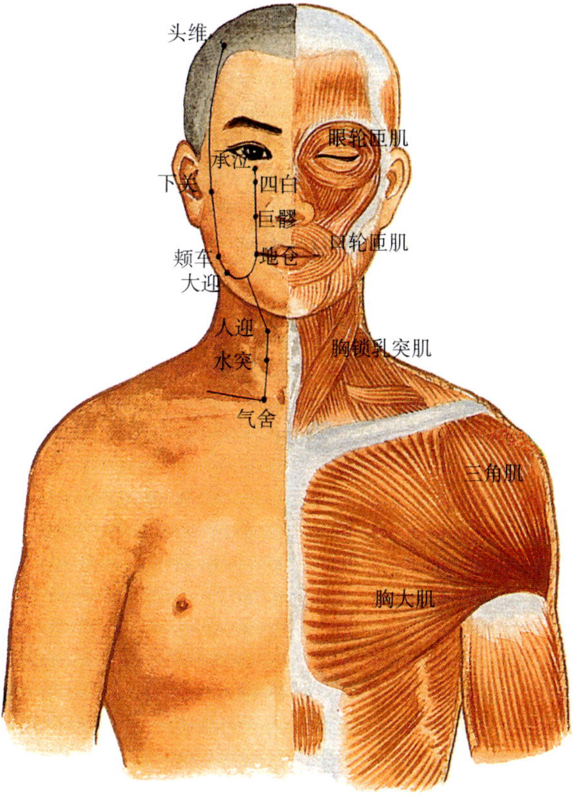

图 7　足阳明胃经(一)

承泣 Chéngqì(ST 1)

【定位】 在面部,瞳孔直下,当眼球与眶下缘之间。

【主治】 目赤肿痛,流泪,夜盲,眼睑瞤动,口㖞,面肌痉挛。

【操作】 以左手拇指向上轻推眼球,紧靠眶缘缓慢直刺 0.5～1 寸,不宜提插,以防刺破血管引起血肿。出针时稍加按压,以防出血。禁灸。

四白 Sìbái(ST 2)

【定位】 在面部,瞳孔直下,当眶下孔凹陷处。

【主治】 目赤痛痒,目翳,眼睑瞤动,口㖞,面痛,面肌痉挛,头痛、眩晕。

【操作】 直刺或微向上斜刺 0.3～0.5 寸,不可深刺,以免伤及眼球,不可过度提插捻转。

巨髎 Jùliáo(ST 3)

【定位】 在面部,瞳孔直下,平鼻翼下缘处,当鼻唇沟外侧。

【主治】 口㖞,眼睑瞤动,鼻衄,齿痛,唇颊肿。

【操作】 斜刺或平刺 0.3～0.5 寸。

地仓 Dìcāng(ST 4)

【定位】 在面部,口角外侧,上直对瞳孔。

【主治】 口㖞,流涎,眼睑瞤动,面痛。

【操作】 斜刺或平刺 0.5～0.8 寸。

大迎 Dàyíng(ST 5)

【定位】 在下颌角前方,咬肌附着部的前缘,当面动脉搏动处。

【主治】 口㖞,口噤,颊肿,齿痛。

【操作】 避开动脉,斜刺或平刺 0.3～0.5 寸。

颊车 Jiáchē(ST 6)

【定位】 在面颊部，下颌角前上方约一横指（中指），当咀嚼时咬肌隆起，按之凹陷处。

【主治】 齿痛，口噤不语，颊肿，口㖞。

【操作】 直刺0.3～0.5寸，或平刺0.5～1寸。

下关 Xiàguān（ST 7）

【定位】 在面部耳前方，当颧弓与下颌切迹所形成的凹陷中。

【主治】 面痛，齿痛，口㖞，耳聋，耳鸣，聤耳。

【操作】 直刺0.5～1寸。留针时不可作张口动作，以免折针。

头维 Tóuwéi（ST 8）

【定位】 在头侧部，当额角发际上0.5寸，距头正中线4.5寸。

【主治】 头痛，目眩，目痛，迎风流泪，眼睑瞤动。

【操作】 平刺0.5～1寸。

人迎 Rényíng（ST 9）

【定位】 在颈部，喉结旁，当胸锁乳突肌前缘，颈总动脉搏动处。

【主治】 瘿气，咽喉肿痛，气喘，瘰疬，头痛，眩晕。

【操作】 避开颈总动脉，直刺0.3～0.8寸。

水突 Shǔitū（ST 10）

【定位】 在颈部，胸锁乳突肌前缘，当人迎与气舍连线的中点。

【主治】 咽喉肿痛，咳嗽，气喘。

【操作】 直刺0.3～0.5寸。

气舍 Qìshè（ST 11）

【定位】 在颈部，当锁骨内侧端的上缘，胸锁乳突肌的胸骨头与锁骨头之间。

【主治】 咽喉肿痛，瘿瘤，瘰疬，气喘，呃逆，颈项强痛。

【操作】 直刺0.3～0.5寸。

毫针的选用

正确选择使用不同规格的针具，对提高疗效和防止医疗事故有重要作用。一般认为长针、粗针刺激力强，短针、细针刺激力弱。选用针具规格应考虑患者的体质、年龄、胖瘦、针刺部位和不同疾病等因素。

0.5寸和1寸针　适用于肌肉浅薄处的腧穴，如头顶部、腕和踝关节以下及背腧穴等。

1.5寸、2寸和2.5寸针　适用于肌肉比较丰满处的腧穴，如腕和踝关节以上及腰、腹部腧穴等。

4.5寸、5寸和6寸针　适用于芒针治疗。

26号、27号和28号针　适用于年轻、体质强壮者，或急性疼痛患者，或针刺不宜得气者等。

29号、30号和31号针　适用于一般患者，为常用针具，临床使用最为广泛。

32号、34号和35号针　适用于年老、体弱，或肌肉浅薄处的腧穴，还常用于儿童。

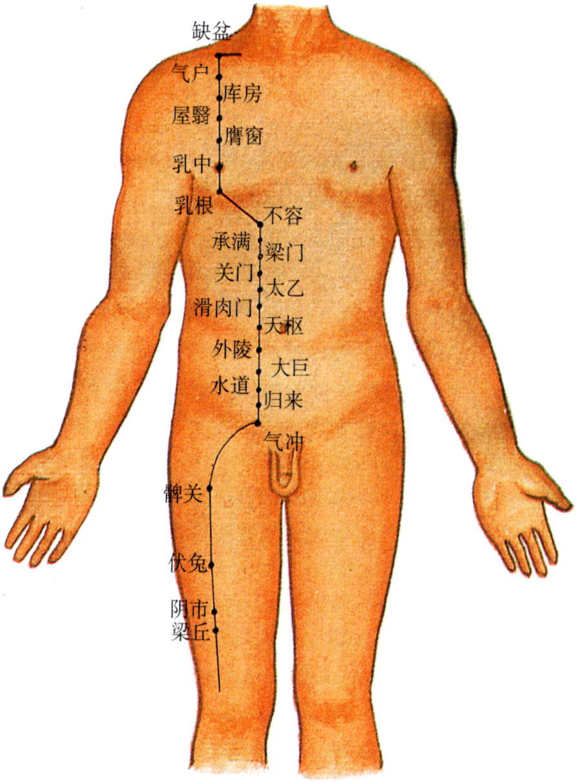

图 8　足阳明胃经(二)

缺盆 Qūepén(ST 12)

【定位】 在锁骨上窝中央,距前正中线4寸。

【主治】 咳嗽,气喘,咽喉肿痛,缺盆中痛,瘰疬。

【操作】 直刺或斜刺0.3~0.5寸,不可深刺以防刺伤胸膜引起气胸。

气户 Qìhù(ST 13)

【定位】 在胸部,当锁骨中点下缘,距前正中线4寸。

【主治】 咳嗽,气喘,呃逆,胸胁满痛。

【操作】 斜刺或平刺0.5~0.8寸。

库房 Kùfáng(ST 14)

【定位】 在胸部,当第1肋间隙,距前正中线4寸。

【主治】 咳嗽,气喘,咳唾脓血,胸胁胀痛。

【操作】 斜刺或平刺0.5~0.8寸。

屋翳 Wūyì(ST 15)

【定位】 在胸部,当第2肋间隙,距前正中线4寸。

【主治】 咳嗽,气喘,胸胁胀痛,乳痈。

【操作】 斜刺或平刺0.5~0.8寸。

膺窗 Yīngchuāng (ST 16)

【定位】 在胸部,当第3肋间隙,距前正中线4寸。

【主治】 咳嗽,气喘,胸胁胀痛,乳痈。

【操作】 斜刺或平刺0.5~0.8寸。

乳中 Rǔzhōng(ST 17)

【定位】 在胸部,当第4肋间隙,乳头中央,距前正中线4寸。

【附注】 本穴不针不灸,只作胸腹部腧穴的定位标志。

乳根 Rǔgēn (ST 18)

【定位】 在胸部,当第5肋间隙,距前正中线4寸(当乳房直下,乳房根部)。

【主治】 乳痈,乳汁少,咳嗽,气喘,呃逆,胸闷,胸痛。

【操作】 斜刺或平刺0.5~0.8寸。

不容 Bùróng(ST 19)

【定位】 在上腹部,当脐中上6寸,距前正中线2寸。

【主治】 呕吐,胃痛,纳少,腹胀等胃疾。

【操作】 直刺0.5~0.8寸。过饱者禁针,肝肿大者慎针或禁针,不宜作大幅度提插。

承满 Chéngmǎn(ST 20)

【定位】 在上腹部,当脐中上5寸,距前正中线2寸。

【主治】 胃痛,吐血,食欲不振,腹胀等。

【操作】 直刺0.8~1寸。过饱者禁针,肝肿大者慎针或禁针,不宜作大幅度提插。

梁门 Liángmén(ST 21)

【定位】 在上腹部,当脐中上4寸,距前正中线2寸。

【主治】 胃痛,呕吐,食欲不振,腹胀,腹泻等。

【操作】 直刺0.5~1寸。过饱者禁针,肝肿大者慎针或禁针,不宜作大幅度提插。

关门 Guānmén(ST 22)

【定位】 在上腹部,当脐中上3寸,距前正中线2寸。

【主治】 腹胀,腹痛,肠鸣,腹泻等胃肠病。

【操作】 直刺0.5～1寸。

太乙 Tàiyǐ(ST 23)

【定位】 在上腹部，当脐中上2寸，距前正中线2寸。

【主治】 胃痛，心烦，癫狂。

【操作】 直刺0.8～1.2寸。

滑肉门 Huáròumén(ST 24)

【定位】 在上腹部，当脐中上1寸，距前正中线2寸。

【主治】 胃痛，呕吐，癫狂。

【操作】 直刺0.8～1.2寸。

天枢 Tiānshū(ST 25)

【定位】 在腹中部，平脐中，距脐中2寸。

【主治】 腹痛，腹胀，肠鸣，便秘，腹泻，痢疾等胃肠病，月经不调，痛经。

【操作】 直刺1～1.5寸。《千金》：孕妇不可灸。

外陵 Wàilíng(ST 26)

【定位】 在下腹部，当脐中下1寸，距前正中线2寸。

【主治】 腹痛，疝气，痛经。

【操作】 直刺1～1.5寸。

大巨 Dàjù(ST 27)

【定位】 在下腹部，当脐中下2寸，距前正中线2寸。

【主治】 小腹胀满，小便不利，疝气，遗精，早泄。

【操作】 直刺1～1.5寸。

水道 Shuǐdào(ST 28)

【定位】 在下腹部，当脐中下3寸，距前正中线2寸。

【主治】 小腹胀满，小便不利，疝气，痛经，不孕。

【操作】 直刺 1～1.5 寸。

归来 Guīlái（ST 29）

【定位】 在下腹部，当脐中下 4 寸，距前正中线 2 寸。

【主治】 小腹痛，疝气，月经不调，带下，阴挺。

【操作】 直刺 1～1.5 寸。

气冲 Qìchōng（ST 30）

【定位】 在腹股沟稍上方，当脐中下 5 寸，距前正中线 2 寸。

【主治】 肠鸣腹痛，疝气，月经不调，不孕，阳痿，阴肿。

【操作】 直刺 0.5～1 寸。不宜灸。

髀关 Bìguān（ST 31）

【定位】 在大腿前面，当髂前上棘与髌底外侧端的连线上，屈髋时，平会阴，居缝匠肌外侧凹陷处。

【主治】 下肢痿痹，腰痛膝冷。

【操作】 直刺 1～2 寸。

伏兔 Fútù（ST 32）

【定位】 在大腿前面，当髂前上棘与髌底外侧端的连线上，髌底上 6 寸。

【主治】 下肢痿痹，腰痛膝冷，疝气，脚气。

【操作】 直刺 1～2 寸。

阴市 Yīnshì（ST 33）

【定位】 在大腿前面，当髂前上棘与髌底外侧端的连线上，髌底上 3 寸。

【主治】 下肢痿痹，膝关节屈伸不利，腹胀，腹痛。

【操作】 直刺 1～1.5 寸。

梁丘 Liángqiū(ST 34)

【定位】 屈膝,在大腿前面,当髂前上棘与髌底外侧端的连线上,髌底上 2 寸。

【主治】 膝肿痛,下肢不遂,急性胃痛,乳痈。

【操作】 直刺 1~1.2 寸。

毫针的检查

毫针在使用前须认真检查,对不合格者必须剔除。检查时应注意以下几个方面。

针尖 不宜过锐,须圆而不钝,以形如松针者为佳。不可有钩曲或卷毛。

针身 宜光滑挺直,坚韧而富有弹性,上、下匀称。凡针身有斑剥、锈痕及弯曲者当弃之不用。

针柄 以金属丝缠绕紧密均匀者为佳。

针根 必须牢固,不能有剥蚀和松动现象。

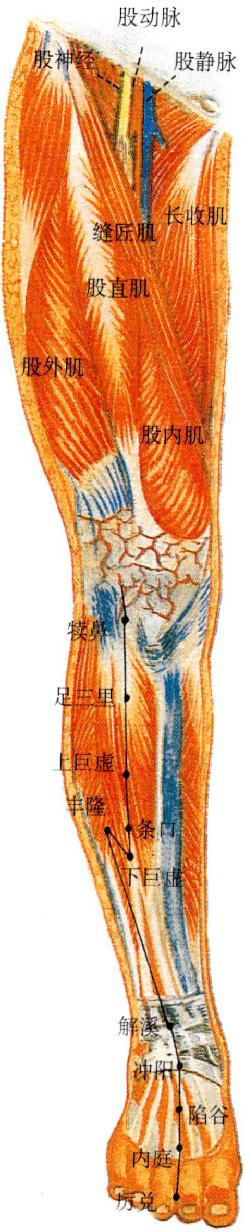

图 9　足阳明胃经(三)

犊鼻 Dúbí(ST 35)

【定位】 屈膝,在膝部,髌骨与髌韧带外侧凹陷中。

【主治】 膝肿痛,屈伸不利,下肢麻痹。

【操作】 屈膝90°,向后内斜刺1~1.5寸。

足三里 Zúsānlǐ(ST 36)

【定位】 在小腿前外侧,当犊鼻下3寸,距胫骨前缘一横指(中指)。

【主治】 胃痛,呕吐,噎膈,腹胀,腹泻,痢疾,便秘等胃肠诸疾,下肢痿痹,心悸气短,癫狂,乳痈,虚劳诸症,为强壮保健要穴。

【操作】 直刺1~2寸。强壮保健,常用温灸。

上巨虚 Shàngjùxū(ST 37)

【定位】 在小腿前外侧,当犊鼻下6寸,距胫骨前缘一横指(中指)。

【主治】 肠鸣,腹痛,腹泻,便秘,肠痈等肠胃疾患,下肢痿痹。

【操作】 直刺1~1.5寸。

条口 Tiáokǒu(ST 38)

【定位】 在小腿前外侧,当犊鼻下8寸,距胫骨前缘一横指(中指)。

【主治】 下肢痿痹,转筋,肩臂痛,跗肿。

【操作】 直刺1~1.5寸。

下巨虚 Xiàjùxū(ST 39)

【定位】 在小腿前外侧,当犊鼻下9寸,距胫骨前缘一横指(中指)。

【主治】 腹泻,痢疾,小腹痛,下肢痿痹,乳痈,腰脊痛引睾丸。

【操作】 直刺1~1.5寸。

丰隆 Fēnglóng(ST 40)

【定位】 在小腿前外侧，当外踝尖上 8 寸，条口外，距胫骨前缘二横指(中指)。

【主治】 头痛，眩晕，癫狂痫，咳嗽痰多，气喘，下肢痿痹。

【操作】 直刺 1～1.5 寸。

解溪 Jiěxī(ST 41)

【定位】 在足背与小腿交界处的横纹中央凹陷中，当踇长伸肌腱与趾长伸肌腱之间。

【主治】 下肢痿痹，踝关节肿痛，头痛，眩晕，癫狂，腹胀，便秘。

【操作】 直刺 0.5～1 寸。

冲阳 Chōngyáng(ST 42)

【定位】 在足背最高处，当踇长伸肌腱与趾长伸肌腱之间，足背动脉搏动处。

【主治】 胃痛，口㖞，面肿，齿痛，癫狂痫，足痿无力，足背肿痛。

【操作】 避开动脉，直刺 0.3～0.5 寸。

陷谷 Xiàngǔ(ST 43)

【定位】 在足背，当第 2、3 跖骨结合部前方凹陷处。

【主治】 面浮身肿，目赤肿痛，足背肿痛，足痿无力。

【操作】 直刺或斜刺 0.3～0.5 寸。

内庭 Nèitíng(ST 44)

【定位】 在足背，当第 2、3 趾蹼缘后方赤白肉际处。

【主治】 齿痛，咽喉肿痛，口㖞，鼻衄，热病，腹痛，腹胀，痢疾，便秘，足背肿痛，跖趾关节痛。

【操作】 直刺或斜刺 0.5~0.8 寸。

厉兑 Lìduì(ST 45)

【定位】 在足第 2 趾末节外侧,距趾甲角 0.1 寸。

【主治】 鼻衄,齿痛,口㖞,咽喉肿痛,热病,癫狂。

【操作】 浅刺 0.1 寸。

毫针的保藏

毫针应很好地爱护和保管,防止生锈,避免针身弯曲和针尖受损。如在煮沸消毒时,毫针宜用纱布包裹结扎妥当,以免煮沸中针尖与消毒锅壁碰撞,引起卷毛钝折。如用高压锅消毒时,应将针身插在棉垫上,棉垫置于针盒中,以保护针尖。使用时,毫针放在针盘内,针尾宜靠抵针盘壁,以防针尖受损。毫针使用后,必须用棉球将针擦拭干净,放在垫有纱布的针盒里,以备再用。

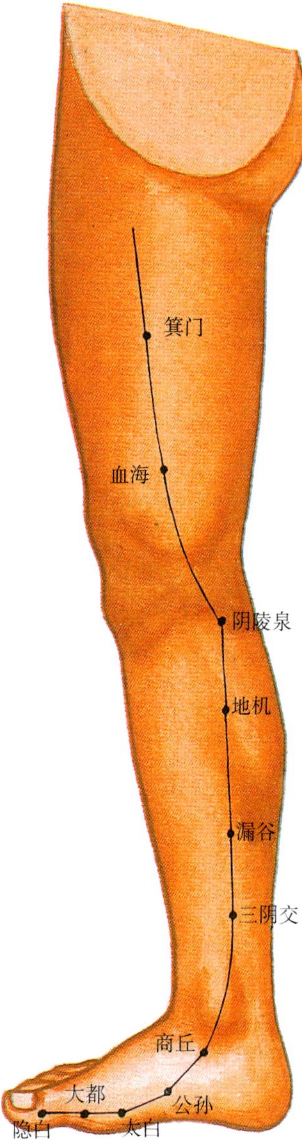

图 10　足太阴脾经(一)

隐白 Yǐnbái(SP 1)

【定位】 在足大趾末节内侧,距趾甲角0.1寸。

【主治】 月经过多,崩漏,腹胀,便血,尿血,癫狂,多梦,惊风。

【操作】 浅刺0.1寸或用三棱针点刺挤压出血。

大都 Dàdū(SP 2)

【定位】 在足内侧缘,当第1跖趾关节前下方赤白肉际凹陷处。

【主治】 腹胀,胃痛,呕吐,腹泻,便秘,热病,无汗。

【操作】 直刺0.3~0.5寸。

太白 Tàibái(SP 3)

【定位】 在足内侧缘,当第1跖趾关节后下方赤白肉际凹陷处。

【主治】 胃痛,腹胀,腹泻,便秘,纳呆,体重节痛。

【操作】 直刺0.5~0.8寸。

公孙 Gōngsūn(SP 4)

【定位】 在足内侧缘,当第1跖骨基底的前下方。

【主治】 胃痛,呕吐,腹痛,腹泻,痢疾。

【操作】 直刺0.5~1寸。

商丘 Shāngqiū(SP 5)

【定位】 在足内踝前下方凹陷中,当舟骨结节与内踝尖连线的中点处。

【主治】 腹胀,腹泻,便秘,痔疾,足踝肿痛。

【操作】 直刺0.3~0.5寸。

三阴交 Sānyīnjiāo(SP 6)

【定位】 在小腿内侧,当内踝尖上3寸,胫骨内侧缘后方。

【主治】 肠鸣腹胀,腹泻等脾胃虚弱诸症,月经不调，崩漏带下，阴挺，不孕，滞产，遗精，阳痿，遗尿等生殖泌尿系统疾患，失眠，眩晕，下肢痿痹，脚气。

【操作】 直刺1～1.5寸。孕妇禁针。

漏谷 Lòugǔ(SP 7)

【定位】 在小腿内侧，当内踝尖与阴陵泉连线上，距内踝尖6寸，胫骨内侧缘后方。

【主治】 腹胀，肠鸣，小便不利，遗精，下肢痿痹。

【操作】 直刺1～1.5寸。

地机 Dìjī(SP 8)

【定位】 在小腿内侧，当内踝尖与阴陵泉连线上，阴陵泉下3寸。

【主治】 痛经，崩漏，月经不调，遗精，腹痛，腹泻，小便不利，水肿，腰痛，下肢痿痹。

【操作】 直刺1～1.5寸。

阴陵泉 Yīnlíngquán(SP 9)

【定位】 在小腿内侧，当胫骨内侧髁后下方凹陷处。

【主治】 腹胀，腹泻，水肿，黄疸，小便不利或失禁，膝痛。

【操作】 直刺1～2寸。

血海 Xuèhǎi(SP 10)

【定位】 屈膝，在大腿内侧，髌底内侧端上2寸，当股四头肌内侧头的隆起处。

【主治】 月经不调，痛经，经闭，瘾疹，湿疹，丹毒。

【操作】 直刺1～1.5寸。

箕门 Jīmén(SP 11)

【定位】 在大腿内侧，当血海与冲门连线上，血海上6寸。

【主治】 小便不利，遗尿，腹股沟肿痛。

【操作】 避开动脉，直刺0.5～1寸。

针刺治疗前的消毒

针刺治疗前必须对针具、医者手指和施针部位进行严格消毒。

1. 针具消毒　可根据具体情况选择高压消毒，煮沸消毒或药物消毒，但以高压蒸气灭菌法为佳。

①高压消毒　将毫针等用纱布包好，或装在针盒内，放入密闭的高压锅中，一般在1 035千帕气压、120℃高温下保持15分钟以上。

②煮沸消毒　将毫针等放置清水中，加热待煮沸后，再煮10～15分钟。

③药物消毒　将毫针等放在75%的酒精内浸泡30分钟，取出擦干使用。

2. 医者手指消毒　先用肥皂水洗擦干净，再用75%的酒精棉球涂擦，然后方可持针施刺。

3. 施针部位消毒　在需要针刺的经穴处，用75%的酒精棉球擦拭即可。

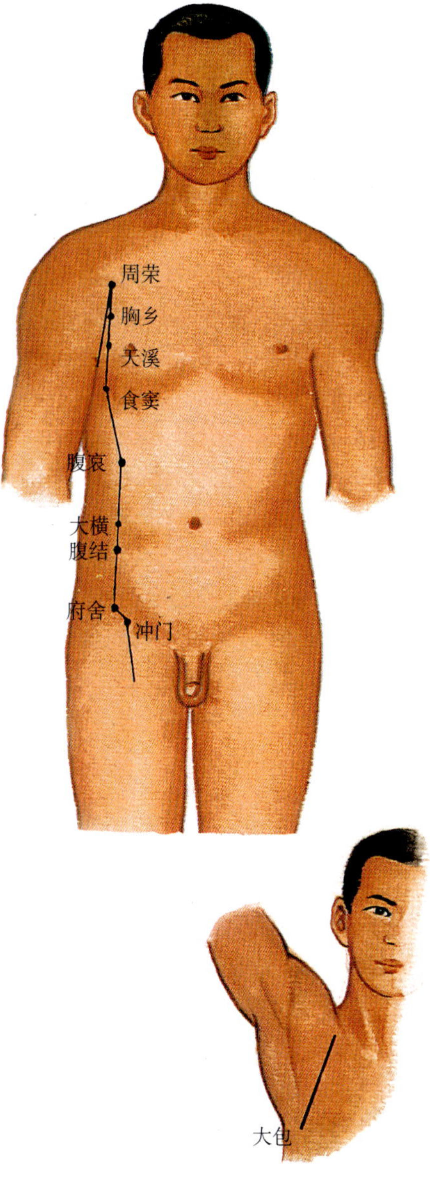

图 11　足太阴脾经(二)

冲门 Chōngmén(SP 12)

【定位】 在腹股沟外侧,距耻骨联合上缘中点3.5寸,当髂外动脉搏动处的外侧。

【主治】 腹痛,疝气,崩漏,带下。

【操作】 避开动脉,直刺0.5~1寸。

府舍 Fǔshè(SP 13)

【定位】 在下腹部,当脐中下4寸,冲门上0.7寸,距前正中线4寸。

【主治】 腹痛,积聚,疝气。

【操作】 直刺1~1.5寸。

腹结 Fǔjié(SP 14)

【定位】 在下腹部,大横下1.3寸,距前正中线4寸。

【主治】 腹痛,腹泻,便秘,疝气。

【操作】 直刺1~1.5寸。

大横 Dàhéng(SP 15)

【定位】 在腹中部,距脐中4寸。

【主治】 腹痛,腹泻,便秘。

【操作】 直刺1~1.5寸。

腹哀 Fǔāi(SP 16)

【定位】 在上腹部,当脐中上3寸,距前正中线4寸。

【主治】 消化不良,腹痛,便秘,痢疾。

【操作】 直刺1~1.5寸。

食窦 Shídòu(SP 17)

【定位】 在胸外侧部,当第5肋间隙,距前正中线6寸。

【主治】 胸胁胀痛,翻胃,腹胀,食入即吐,水肿。

【操作】 斜刺或向外平刺0.5~0.8寸。

天溪 Tiānxī(SP 18)

【定位】 在胸外侧部,当第4肋间隙,距前正中线6寸。

【主治】 胸胁疼痛,咳嗽,乳痈,乳汁少。

【操作】 斜刺或向外平刺0.5~0.8寸。

胸乡 Xiōngxiāng(SP 19)

【定位】 在胸外侧部,当第3肋间隙,距前正中线6寸。

【主治】 胸胁胀痛。

【操作】 斜刺或向外平刺0.5~0.8寸。

周荣 Zhōuróng(SP 20)

【定位】 在胸外侧部,当第2肋间隙,距前正中线6寸。

【主治】 咳嗽,气逆,不思饮食,胸胁胀满。

【操作】 斜刺或向外平刺0.5~0.8寸。

大包 Dàbāo(SP 21)

【定位】 在侧胸部,腋中线上,当第6肋间隙处。

【主治】 气喘,胸胁胀痛,全身疼痛,急性扭伤,四肢无力。

【操作】 斜刺或向后平刺0.5~0.8寸。

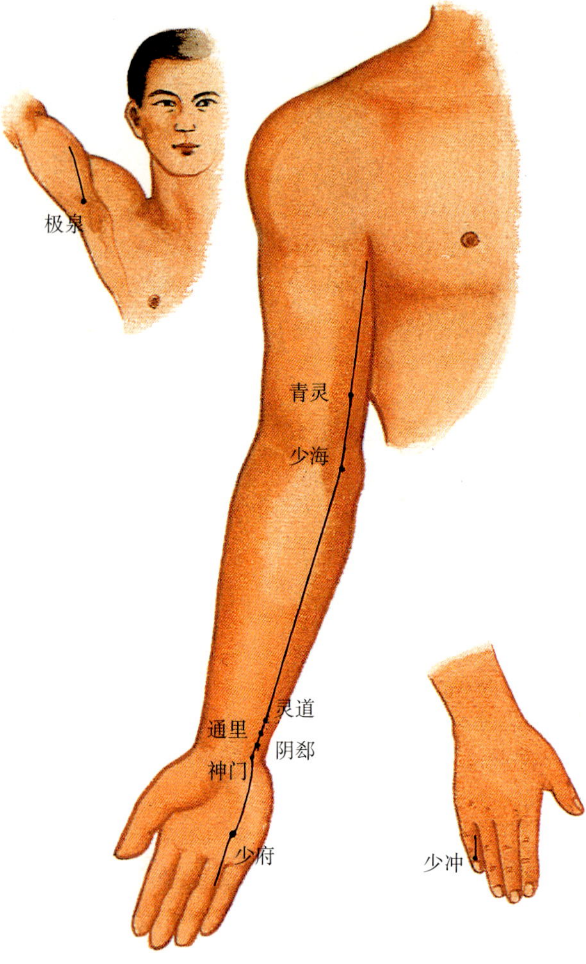

图 12　手少阴心经

极泉 Jíquán(HT 1)

【定位】 在腋窝顶点，腋动脉搏动处。

【主治】 心痛，心悸，肩臂疼痛，胸闷气短，胁肋疼痛，瘰疬。

【操作】 避开腋动脉，直刺或斜刺 0.5～0.8 寸。

青灵 Qīnglíng(HT 2)

【定位】 在臂内侧，当极泉与少海的连线上，肘横纹上 3 寸处，肱二头肌内侧沟中。

【主治】 头痛，胁痛，肩臂疼痛，目视不明。

【操作】 直刺 0.5～1 寸。

少海 Shàohǎi(HT 3)

【定位】 屈肘，在肘横纹内侧端与肱骨内上髁连线的中点处。

【主治】 心痛，癔病，肘臂挛痛，臂麻手颤，腋胁痛，瘰疬。

【操作】 直刺 0.5～1 寸。

灵道 Língdào(HT 4)

【定位】 在前臂掌侧，当尺侧腕屈肌腱的桡侧缘，腕横纹上 1.5 寸处。

【主治】 心痛，心悸，暴喑，肘臂挛痛，手指麻木。

【操作】 直刺 0.3～0.5 寸。不宜深刺，以免伤及血管和神经。留针时，不可作屈腕动作。

通里 Tōnglǐ(HT 5)

【定位】 在前臂掌侧，当尺侧腕屈肌腱的桡侧缘，腕横纹上 1 寸处。

【主治】 心悸，怔忡，舌强不语，暴喑，腕臂痛。

【操作】 直刺 0.3～0.5 寸。不宜深刺，以免伤及血管和神经。

阴郄 Yīnxì(HT 6)

【定位】 在前臂掌侧,当尺侧腕屈肌腱的桡侧缘,腕横纹上0.5寸处。

【主治】 心痛,惊悸,骨蒸盗汗,吐血,衄血,暴喑。

【操作】 直刺0.3~0.5寸。不宜深刺,以免伤及血管和神经。

神门 Shénmén(HT 7)

【定位】 在腕部,腕掌侧横纹尺侧端,尺侧腕屈肌腱的桡侧凹陷处。

【主治】 心痛,心烦,惊悸,怔仲,健忘,失眠,痴呆,癫狂痫等心与神志病变,胸胁痛。

【操作】 直刺0.3~0.5寸。

少府 Shàofǔ(HT 8)

【定位】 在手掌面,第4、5掌骨之间,握拳时,当小指尖处。

【主治】 心悸,胸痛,阴痒,阴痛,痈疡,小指挛痛,小便不利,遗尿。

【操作】 直刺0.3~0.5寸。

少冲 Shàochōng(HT 9)

【定位】 在小指末节桡侧,距指甲角0.1寸。

【主治】 心悸,心痛,癫狂,热病,昏迷,胸胁痛。

【操作】 浅刺0.1寸,或点刺出血。

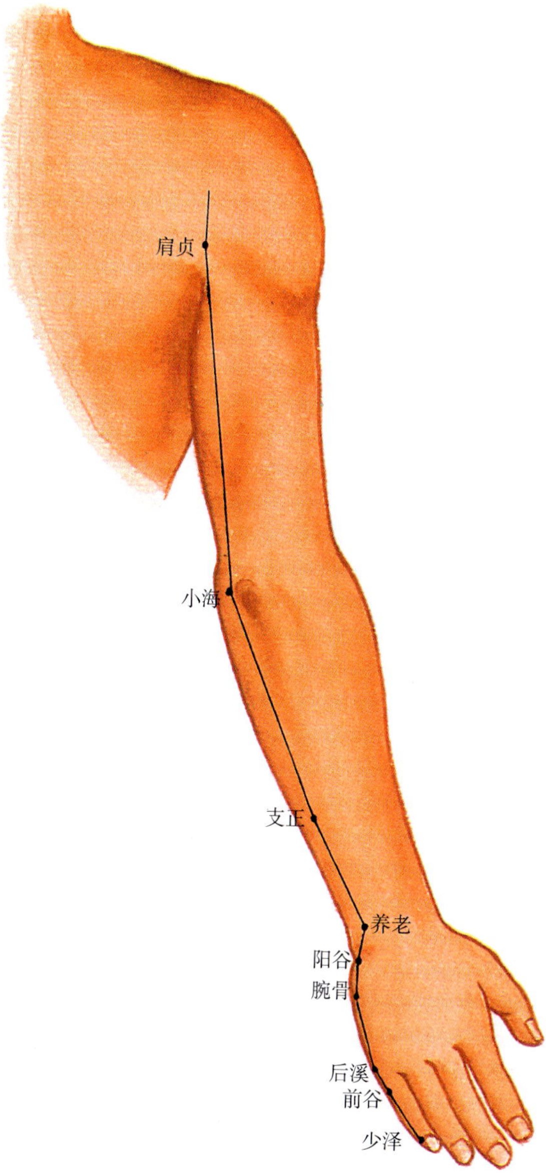

图 13　手太阳小肠经(一)

少泽 Shàozé(SI 1)

【定位】 在小指末节尺侧,距指甲角 0.1 寸。

【主治】 乳痈,乳汁少,昏迷,热病,头痛,目翳,咽喉肿痛,耳聋,耳鸣。

【操作】 浅刺 0.1 寸或点刺出血。孕妇慎用。

前谷 Qiángǔ(SI 2)

【定位】 在手尺侧,微握拳,当第 5 掌指关节前的掌指横纹头赤白肉际处。

【主治】 乳痈,乳汁少,头痛,目痛,耳鸣,咽喉肿痛,热病。

【操作】 直刺 0.3~0.5 寸。

后溪 Hòuxī(SI 3)

【定位】 在手掌尺侧,微握拳,当第 5 掌指关节后的远侧掌横纹头赤白肉际处。

【主治】 头项强痛,腰背痛,手指及肘臂挛痛,耳聋,目赤,咽喉肿痛,癫狂痫,疟疾。

【操作】 直刺 0.5~1 寸。治手指挛痛可透刺合谷穴。

腕骨 Wàngǔ(SI 4)

【定位】 在手掌尺侧,当第 5 掌骨基底与钩骨之间的凹陷处,赤白肉际。

【主治】 指挛腕痛,头项强痛,腰背痛,耳鸣,目翳,咽喉肿痛,癫狂痫,疟疾。

【操作】 直刺 0.3~0.5 寸。

阳谷 Yánggǔ(SI 5)

【定位】 在手腕尺侧,当尺骨茎突与三角骨之间的凹陷处。

【主治】 臂外侧痛,腕痛,头痛,目眩,耳鸣,耳聋,热病,癫狂痫。

【操作】 直刺0.3～0.5寸。

养老 Yǎnglǎo(SI 6)

【定位】 在前臂背面尺侧,当尺骨小头近端桡侧凹陷中。

【主治】 目视不明,肩、背、肘、臂酸痛,项强,急性腰痛。

【操作】 直刺或斜刺0.5～0.8寸。强身保健可用温和灸。

支正 Zhīzhèng(SI 7)

【定位】 在前臂背面尺侧,当阳谷与小海的连线上,腕背横纹上5寸处。

【主治】 头痛,目眩,项强,肘臂酸痛,热病,癫狂。

【操作】 直刺或斜刺0.5～0.8寸。

小海 Xiǎohǎi(SI 8)

【定位】 在肘内侧,当尺骨鹰嘴与肱骨内上髁之间凹陷处。

【主治】 肘臂疼痛,麻木,癫痫。

【操作】 直刺0.3～0.5寸。

肩贞 Jiānzhēn(SI 9)

【定位】 在肩关节后下方,臂内收时,腋后纹头上1寸处。

【主治】 肩臂疼痛,上肢不遂,瘰疬,耳鸣。

【操作】 向外斜刺1～1.5寸。不宜向胸侧深刺。

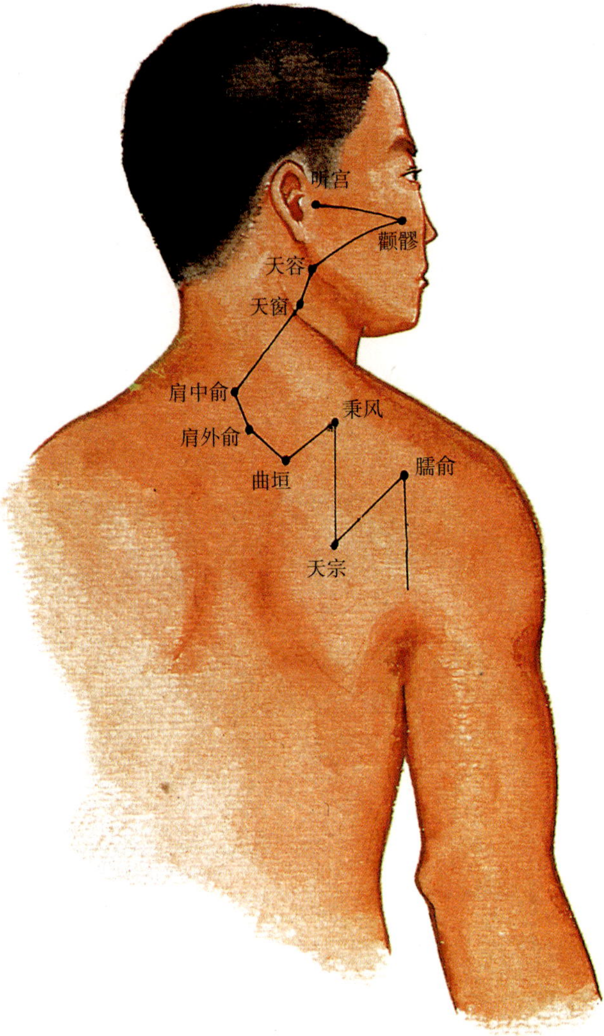

图 14　手太阳小肠经(二)

臑俞 Nàoshū(SI 10)

【定位】 在肩部,当腋后纹头直上,肩胛冈下缘凹陷中。

【主治】 肩臂疼痛,瘰疬。

【操作】 直刺或斜刺 0.5~1.5 寸。

天宗 Tiānzōng(SI 11)

【定位】 在肩胛部,当冈下窝中央凹陷处,与第 4 胸椎相平。

【主治】 肩胛疼痛,乳痈,气喘。

【操作】 直刺或斜刺 0.5~1 寸。遇到阻力不可强行进针。

秉风 Bǐngfēng(SI 12)

【定位】 在肩胛部,冈上窝中央,天宗直上,举臂有凹陷处。

【主治】 肩胛疼痛,上肢酸麻。

【操作】 直刺或斜刺 0.5~1 寸。宜向锁骨上窝上方刺,不宜向胸部深刺。

曲垣 Qūyuán(SI 13)

【定位】 在肩胛部,冈上窝内侧端,当臑俞与第 2 胸椎棘突连线的中点处。

【主治】 肩胛疼痛。

【操作】 直刺或斜刺 0.5~1 寸。

肩外俞 Jiānwàishū(SI 14)

【定位】 在背部,当第 1 胸椎棘突下,旁开 3 寸。

【主治】 肩背疼痛,颈项强急。

【操作】 斜刺 0.5~0.8 寸。不宜深刺。

肩中俞 Jiānzhōngshū(SI 15)

【定位】 在背部,当第 7 颈椎棘突下,旁开 2 寸。

【主治】 咳嗽,气喘,肩背疼痛,目视不明。

【操作】 斜刺0.5~0.8寸。不宜深刺。

天窗 Tiānchuāng(SI 16)

【定位】 在颈外侧部,胸锁乳突肌后缘,扶突后,与喉结相平。

【主治】 耳鸣,耳聋,咽喉肿痛,暴喑,颈项强痛。

【操作】 直刺0.5~1寸。

天容 Tiānróng(SI 17)

【定位】 在颈外侧部,下颌角后方,胸锁乳突肌前缘凹陷中。

【主治】 耳鸣,耳聋,咽喉肿痛,头痛,颈项强痛。

【操作】 直刺0.5~1寸。注意避开血管。

颧髎 Quánliáo(SI 18)

【定位】 在面部,当目外眦直下,颧骨下缘凹陷处。

【主治】 口㖞,眼睑瞤动,齿痛,颊肿,面痛。

【操作】 直刺0.3~0.5寸,斜刺或平刺0.5~1寸。

听宫 Tīnggōng(SI 19)

【定位】 在面部,耳屏前,下颌骨髁状突的后方,张口时呈凹陷处。

【主治】 耳鸣,耳聋,聤耳,齿痛,癫狂痫。

【操作】 张口,直刺0.5~1寸。

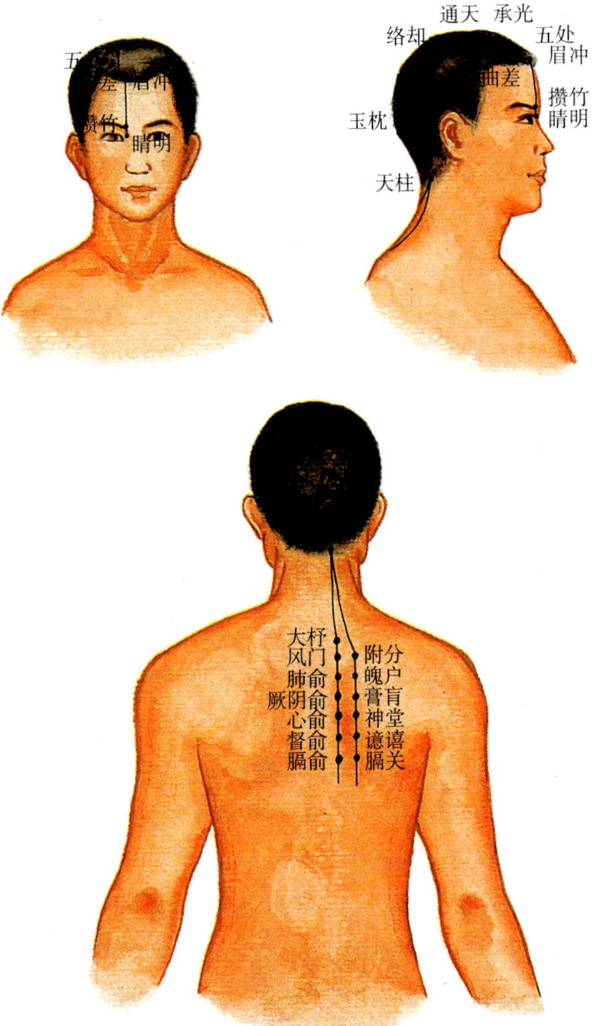

图 15　足太阳膀胱经(一)

睛明 Jīngmíng(BL 1)

【定位】 在面部,目内眦角稍上方凹陷处。

【主治】 目赤肿痛,迎风流泪,目视不明,目眩,近视,夜盲,色盲等目疾。

【操作】 嘱患者闭目,医者左手轻推眼球向外侧固定,左手缓慢进针,紧靠眶缘直刺 0.5～1 寸。遇到阻力时,不宜强行进针,应改变进针方向或退针。不捻转,不提插(或只轻微地捻转和提插)。出针后按压针孔片刻,以防出血。

攒竹 Cuánzhú(BL 2)

【定位】 在面部,当眉头陷中,眶上切迹处。

【主治】 头痛,眉棱骨痛,眼睑瞤动,眼睑下垂,口眼歪斜,目视不明,迎风流泪,目赤肿痛,呃逆。

【操作】 平刺 0.5～0.8 寸。禁灸。

眉冲 Méichōng(BL 3)

【定位】 在头部,当攒竹直上入发际 0.5 寸处。神庭与曲差连线之间。

【主治】 头痛,目眩,鼻塞,癫痫。

【操作】 平刺 0.3～0.5 寸。

曲差 Qūchā(BL 4)

【定位】 在头部,当前发际正中直上 0.5 寸,旁开 1.5 寸,即神庭与头维连线的内 1/3 与中 1/3 交点。

【主治】 头痛,目视不明,鼻塞,鼻衄。

【操作】 平刺 0.5～0.8 寸。

五处 Wǔchù(BL 5)

【定位】 在头部,当前发际正中直上 1 寸,旁开 1.5 寸处。

【主治】 头痛,目眩,癫痫。

【操作】 平刺 0.5～0.8 寸。

承光 Chéngguāng(BL 6)

【定位】 在头部,当前发际正中直上2.5寸,旁开1.5寸处。

【主治】 头痛,目眩,鼻塞,热病。

【操作】 平刺0.3~0.5寸。

通天 Tōngtiān(BL 7)

【定位】 在头部,当前发际正中直上4寸,旁开1.5寸处。

【主治】 头痛,眩晕,鼻塞,鼻衄,鼻渊。

【操作】 平刺0.3~0.5寸。

络却 Luòquè(BL 8)

【定位】 在头部,当前发际正中直上5.5寸,旁开1.5寸处。

【主治】 头晕,目视不明,耳鸣,癫狂痫。

【操作】 平刺0.3~0.5寸。

玉枕 Yùzhěn(BL 9)

【定位】 在头后部,当后发际正中直上2.5寸,旁开1.3寸,平枕外隆凸上缘的凹陷处。

【主治】 头项痛,目痛,鼻塞。

【操作】 平刺0.3~0.5寸。

天柱 Tiānzhù(BL 10)

【定位】 在项部,斜方肌外缘之后发际凹陷中,约当后发际正中旁开1.3寸。

【主治】 后头痛,项强,肩背腰痛,鼻塞,目赤肿痛,目视不明。

【操作】 直刺或斜刺0.5~0.8寸。不可向内上方深刺,以免伤及延髓。

大杼 Dàzhù(BL 11)

【定位】 在背部,当第1胸椎棘突下,旁开

1.5 寸。

【主治】 咳嗽，发热，项强，肩背痛。

【操作】 斜刺 0.5～0.8 寸。

风门 Fēngmén（BL 12）

【定位】 在背部，当第 2 胸椎棘突下，旁开 1.5 寸。

【主治】 感冒，咳嗽，发热头痛，项强，胸背痛。

【操作】 斜刺 0.5～0.8 寸。

肺俞 Fèishū（BL 13）

【定位】 在背部，当第 3 胸椎棘突下，旁开 1.5 寸。

【主治】 咳嗽，气喘，咯血等肺疾，骨蒸潮热，盗汗，皮肤瘙痒，瘾疹。

【操作】 斜刺 0.5～0.8 寸。

厥阴俞 Juéyīnshū（BL 14）

【定位】 在背部，当第 4 胸椎棘突下，旁开 1.5 寸。

【主治】 心痛，咳嗽，胸闷，呕吐。

【操作】 斜刺 0.5～0.8 寸。

心俞 Xīnshū（BL 15）

【定位】 在背部，当第 5 胸椎棘突下，旁开 1.5 寸。

【主治】 心痛，惊悸，失眠，健忘，癫狂痫，盗汗等心与神志病变，咳嗽，吐血。

【操作】 斜刺 0.5～0.8 寸。

督俞 Dūshū（BL 16）

【定位】 在背部，当第 6 胸椎棘突下，旁开 1.5 寸。

【主治】 心痛，胸闷，腹痛，寒热、气喘呃逆。

【操作】 斜刺0.5~0.8寸。

膈俞 Géshū(BL 17)

【定位】 在背部,当第7胸椎棘突下,旁开1.5寸。

【主治】 胃脘痛,呕吐,呃逆,气喘,咳嗽,吐血,潮热,盗汗。

【操作】 斜刺0.5~0.8寸。

附分 Fùfēn(BL 41)

【定位】 在背部,当第2胸椎棘突下,旁开3寸。

【主治】 颈项强痛,肩背拘急,肘臂麻木。

【操作】 斜刺0.5~0.8寸。

魄户 Pòhù(BL 42)

【定位】 在背部,当第3胸椎棘突下,旁开3寸。

【主治】 咳嗽,气喘,肺痨,项强,肩背痛。

【操作】 斜刺0.5~0.8寸。

膏肓 Gāohuāng(BL 43)

【定位】 在背部,当第4胸椎棘突下,旁开3寸。

【主治】 咳嗽,气喘,肺痨,健忘,遗精,完谷不化。

【操作】 斜刺0.5~0.8寸。

神堂 Shéntáng(BL 44)

【定位】 在背部,当第5胸椎棘突下,旁开3寸。

【主治】 咳嗽,气喘,胸闷,脊背强痛,心痛,心悸。

【操作】 斜刺0.5~0.8寸。

譩譆 Yìxǐ(BL 45)

【定位】 在背部,当第6胸椎棘突下,旁开3寸。

【主治】 咳嗽,气喘,肩背痛,疟疾,热病。

【操作】 斜刺0.5~0.8寸。

膈关 Géguān(BL 46)

【定位】 在背部,当第7胸椎棘突下,旁开3寸。

【主治】 胸闷，嗳气，呕吐，脊背强痛。
【操作】 斜刺 0.5～0.8 寸。

持针方法

常用的持针方法有基本持针法、挟持针柄法和挟持针身法三种。其中基本持针法是用右手拇、示、中三指挟持针柄，拇指指腹和食指与中指之间相对，无名指抵住针体，在进针时帮助着力，防止针体弯曲，使着力点集中在针尖上，再行针施用捻转、提插等不同的手法。

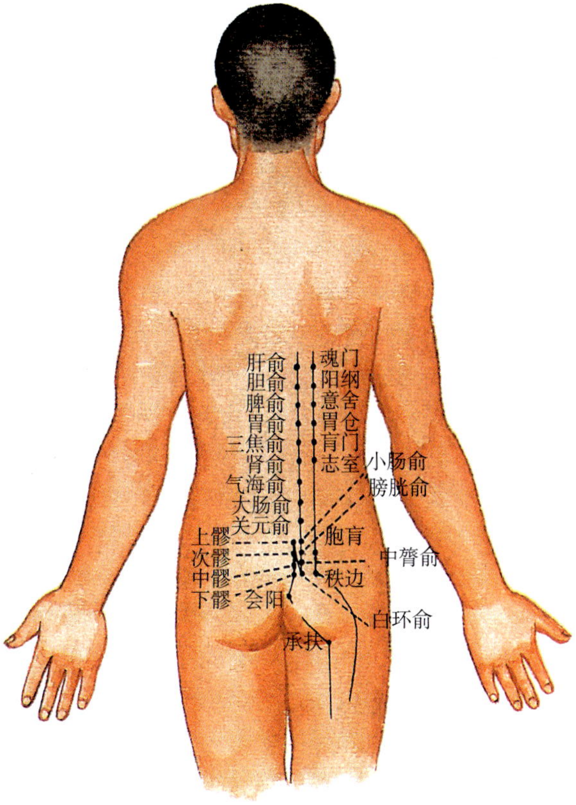

肝俞
胆俞
脾俞
胃俞
三焦俞
肾俞
气海俞
大肠俞
关元俞
上髎
次髎
中髎
下髎
会阳
魂门
阳纲
意舍
胃仓
肓门
志室
小肠俞
膀胱俞
胞肓
中膂俞
秩边
白环俞
承扶

图 16　足太阳膀胱经(二)

肝俞 Gānshū(BL 18)

【定位】 在背部,当第 9 胸椎棘突下,旁开 1.5 寸。

【主治】 黄疸,胁痛,吐血,目赤,目眩,雀目,癫狂痫,脊背痛。

【操作】 斜刺 0.5~0.8 寸。

胆俞 Dǎnshū(BL 19)

【定位】 在背部,当第 10 胸椎棘突下,旁开 1.5 寸。

【主治】 黄疸,口苦,胁痛等肝胆疾患,肺痨,潮热。

【操作】 斜刺 0.5~0.8 寸。

脾俞 Pǐshū(BL 20)

【定位】 在背部,当第 11 胸椎棘突下,旁开 1.5 寸。

【主治】 腹胀,黄疸,呕吐,腹泻,痢疾,便血,纳呆,水肿,背痛。

【操作】 斜刺 0.5~0.8 寸。

胃俞 Wèishū(BL 21)

【定位】 在背部,当第 12 胸椎棘突下,旁开 1.5 寸。

【主治】 胃脘痛,呕吐,腹胀,肠鸣,胸胁痛。

【操作】 斜刺 0.5~0.8 寸。

三焦俞 Sānjiāoshū(BL 22)

【定位】 在腰部,当第 1 腰椎棘突下,旁开 1.5 寸。

【主治】 肠鸣,腹胀,呕吐,腹泻,痢疾,水肿等脾胃疾患,腰背强痛。

【操作】 直刺 0.5~1 寸。

肾俞 Shènshū(BL 23)

【定位】 在腰部,当第 2 腰椎棘突下,旁开 1.5 寸。

【主治】 腰痛,遗尿,遗精,阳痿,月经不调,带下等生殖泌尿系疾患,耳鸣,耳聋,气喘。

【操作】 直刺 0.5~1 寸。

气海俞 Qìhǎishū(BL 24)

【定位】 在腰部,当第 3 腰椎棘突下,旁开 1.5 寸。

【主治】 肠鸣,腹胀,痛经,腰痛,痔瘘。

【操作】 直刺 0.5~1 寸。

大肠俞 Dàchángshū(BL 25)

【定位】 在腰部,当第 4 腰椎棘突下,旁开 1.5 寸。

【主治】 腰腿痛,腹胀,腹泻,便秘,痔疾。

【操作】 直刺 0.8~1.2 寸。

关元俞 Guānyuánshū(BL 26)

【定位】 在腰部,当第 5 腰椎棘突下,旁开 1.5 寸。

【主治】 腹胀、腹泻,腰骶痛,小便频数或不利,遗尿。

【操作】 直刺 0.5~1.2 寸。

小肠俞 Xiǎochángshū(BL 27)

【定位】 在骶部,当骶正中嵴旁 1.5 寸,平第 1 骶后孔。

【主治】 遗精,遗尿,尿血,尿痛,带下,腹泻,痢疾,疝气,腰骶痛。

【操作】 直刺或斜刺 0.8~1.2 寸。

膀胱俞 Pángguāngshū(BL 28)

【定位】 在骶部，当骶正中嵴旁1.5寸，平第2骶后孔。

【主治】 小便不利，尿频，遗尿，腰骶痛，腹泻，便秘。

【操作】 直刺或斜刺0.8～1.2寸。

中膂俞 Zhōnglǚshū(BL 29)

【定位】 在骶部，当骶正中嵴旁1.5寸，平第3骶后孔。

【主治】 腹泻，疝气，腰骶痛。

【操作】 直刺0.8～1.2寸。

白环俞 Báihuánshū(BL 30)

【定位】 在骶部，当骶正中嵴旁1.5寸，平第4骶后孔。

【主治】 遗尿，遗精，月经不调，带下，疝气，腰骶痛。

【操作】 直刺0.8～1.2寸。

上髎 Shàngliáo(BL 31)

【定位】 在骶部，当髂后上棘与正中线之间，适对第1骶后孔处。

【主治】 大小便不利，月经不调，带下，阴挺，遗精，阳痿，腰骶痛。

【操作】 直刺1～1.5寸。

次髎 Cìliáo(BL 32)

【定位】 在骶部，当髂后上棘内下方，适对第2骶后孔处。

【主治】 月经不调，痛经，带下等妇科疾患，小便不利，遗精，阳痿，腰骶痛，下肢痿痹。

【操作】 直刺1～1.5寸。

中髎 Zhōngliáo(BL 33)

【定位】 在骶部，当次髎下内方，适对第3骶后孔处。

【主治】 便秘，腹泻，小便不利，月经不调，带下，腰骶痛。

【操作】 直刺1～1.5寸。

下髎 Xiàliáo(BL 34)

【定位】 在骶部，当中髎下内方，适对第4骶后孔处。

【主治】 小腹痛，便秘，小便不利，带下，腰骶痛。

【操作】 直刺1～1.5寸。

会阳 Huìyáng(BL 35)

【定位】 在骶部，尾骨端旁开0.5寸。

【主治】 痔疾，腹泻，便血，阳痿，带下。

【操作】 直刺0.8～1.2寸。

承扶 Chéngfú(BL 36)

【定位】 在大腿后面，臀下横纹的中点处。

【主治】 腰骶臀股部疼痛，痔疾。

【操作】 直刺1～2寸。

魂门 Húnmén(BL 47)

【定位】 在背部，当第9胸椎棘突下，旁开3寸。

【主治】 胸胁痛，背痛，呕吐，腹泻。

【操作】 斜刺0.5～0.8寸。

阳纲 Yánggāng(BL 48)

【定位】 在背部，当第10胸椎棘突下，旁开3寸。

【主治】 肠鸣，腹痛，腹泻，黄疸，消渴。

【操作】 斜刺0.5～0.8寸。

意舍 Yìshè(BL 49)

【定位】 在背部，当第11胸椎棘突下，旁开3寸。

【主治】 腹胀、肠鸣、呕吐、腹泻。

【操作】 斜刺 0.5~0.8 寸。

胃仓 Wèicāng(BL 50)

【定位】 在背部,当第 12 胸椎棘突下,旁开 3 寸。

【主治】 胃脘痛,腹胀,小儿食积,水肿,背脊痛。

【操作】 斜刺 0.5~0.8 寸。

肓门 Huāngmén(BL 51)

【定位】 在腰部,当第 1 腰椎棘突下,旁开 3 寸。

【主治】 腹痛,痞块,便秘,乳疾。

【操作】 斜刺 0.5~0.8 寸。

志室 Zhìshì(BL 52)

【定位】 在腰部,当第 2 腰椎棘突下,旁开 3 寸。

【主治】 遗精,阳痿,小便不利,水肿,月经不调,腰脊强痛。

【操作】 斜刺 0.5~0.8 寸。

胞肓 Bāohuāng(BL 53)

【定位】 在臀部,平对第 2 骶后孔,骶正中嵴旁开 3 寸。

【主治】 肠鸣,腹胀,便秘,小便不利,腰脊强痛。

【操作】 直刺 0.8~1.2 寸。

秩边 Zhìbiān(BL 54)

【定位】 在臀部,平对第 4 骶后孔,骶正中嵴旁开 3 寸。

【主治】 腰骶痛,下肢痿痹,小便不利,便秘,痔疾。

【操作】 直刺 1.5~2 寸。

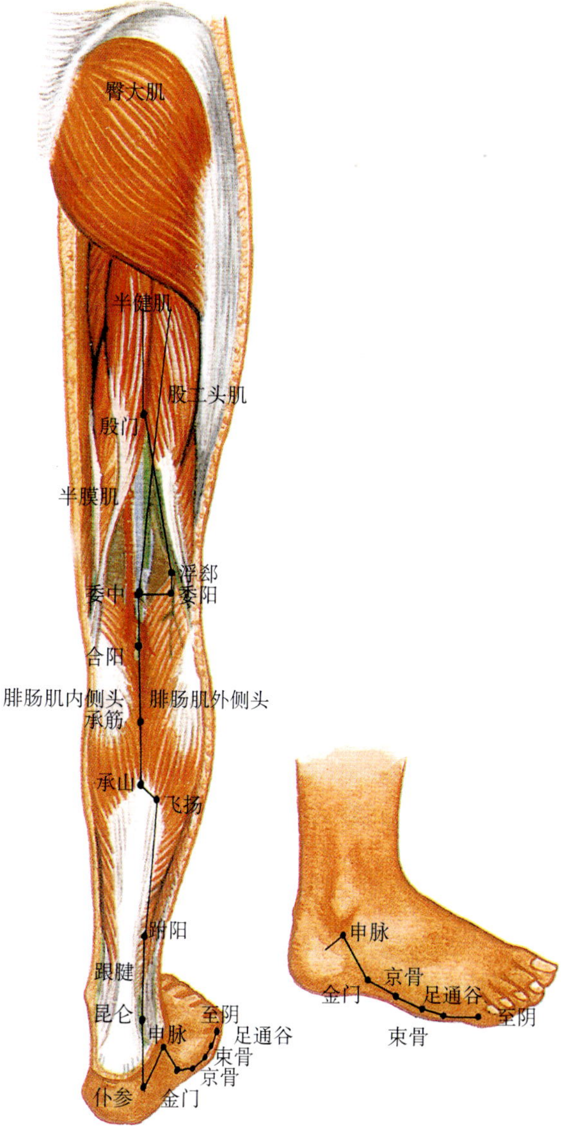
臀大肌
半健肌
股二头肌
殷门
半膜肌
浮郄
委中
委阳
合阳
腓肠肌内侧头
腓肠肌外侧头
承筋
承山
飞扬
跗阳
跟腱
昆仑
至阴
申脉
足通谷
束骨
京骨
仆参
金门
申脉
京骨
金门
足通谷
至阴
束骨

图 17　足太阳膀胱经(三)

殷门 Yīnmén(BL 37)

【定位】 在大腿后面,当承扶与委中的连线上,承扶下 6 寸。

【主治】 腰腿痛,下肢痿痹。

【操作】 直刺 1~2 寸。

浮郄 Fúxì(BL 38)

【定位】 在腘横纹外侧端,委阳上 1 寸,股二头肌腱的内侧。

【主治】 股腘部疼痛、麻木,便秘。

【操作】 直刺 1~1.5 寸。

委阳 Wěiyáng(BL 39)

【定位】 在腘横纹外侧端,当股二头肌腱的内侧。

【主治】 腹满,小便不利,腰脊强痛,腿足挛痛。

【操作】 直刺 1~1.5 寸。

委中 Wěizhōng(BL 40)

【定位】 在腘横纹中点,当股二头肌腱与半腱肌肌腱的中间。

【主治】 腰背痛,下肢痿痹,腹痛,急性吐泻,小便不利,遗尿,丹毒。

【操作】 直刺 1~1.5 寸,或用三棱针点刺腘静脉出血。针刺不宜过快、过强、过深,以免损伤血管和神经。

合阳 Héyáng(BL 55)

【定位】 在小腿后面,当委中与承山的连线上,委中下 2 寸处。

【主治】 腰脊强痛,下肢痿痹,疝气,崩漏。

【操作】 直刺 1~2 寸。

承筋 Chéngjīn(BL 56)

【定位】 在小腿后面,当委中与承山的连线上,腓肠肌肌腹中央,委中下 5 寸处。

【主治】 腰腿拘急疼痛,痔疾。

【操作】 直刺 0.3~0.5 寸。

承山 Chéngshān(BL 57)

【定位】 在小腿后面正中,委中与昆仑之间,当伸直小腿或足跟上提时,腓肠肌肌腹下出现尖角凹陷处。

【主治】 腰腿拘急疼痛,痔疾,便秘。

【操作】 直刺 1~2 寸。不宜作过强的刺激,以免引起腓肠肌痉挛。

飞扬 Fēiyáng(BL 58)

【定位】 在小腿后面,外踝后,昆仑直上 7 寸,承山外下方 1 寸处。

【主治】 头痛,目眩,腰腿疼痛,痔疾。

【操作】 直刺 1~1.5 寸。

跗阳 Fūyáng(BL 59)

【定位】 在小腿后面,外踝后,昆仑直上 3 寸。

【主治】 腰腿痛,下肢痿痹,外踝肿痛,头痛,头重。

【操作】 直刺 0.8~1.2 寸。

昆仑 Kūnlún(BL 60)

【定位】 在足部外踝后方,当外踝尖与跟腱之间的凹陷处。

【主治】 后头痛,项强,目眩,鼻衄,腰骶疼痛,足踝肿痛,癫痫,滞产。

【操作】 直刺 0.5~0.8 寸。孕妇禁用,经期慎用。

仆参 Púcān(BL 61)

【定位】 在足外侧部,外踝后下方,昆仑直下,跟骨外侧,赤白肉际处。

【主治】 下肢痿痹,足跟痛,癫痫。

【操作】 直刺 0.3～0.5 寸。

申脉 Shēnmài(BL 62)

【定位】 在足外侧部,外踝直下方凹陷中。

【主治】 头痛,眩晕,癫狂痫,目赤痛,失眠,腰腿酸痛。

【操作】 直刺 0.3～0.5 寸。

金门 Jīnmén(BL 63)

【定位】 在足外侧部,当外踝前缘直下,骰骨下缘处。

【主治】 头痛,腰痛,下肢痿痹,外踝痛,癫痫,小儿惊风。

【操作】 直刺 0.3～0.5 寸。

京骨 Jīnggǔ(BL 64)

【定位】 在足外侧,第 5 跖骨粗隆下方,赤白肉际处。

【主治】 头痛,项强,目翳,腰腿痛,癫痫。

【操作】 直刺 0.3～0.5 寸。

束骨 Shùgǔ(BL 65)

【定位】 在足外侧,第 5 跖趾关节的后方,赤白肉际处。

【主治】 头痛,项强,目眩,腰腿痛,癫狂。

【操作】 直刺 0.3～0.5 寸。

足通谷 Zútōnggǔ(BL 66)

【定位】 在足外侧,第 5 跖趾关节的前方,赤白肉际处。

【主治】 头痛,项强,目眩,鼻衄,癫狂。

【操作】 直刺 0.2～0.3 寸。

至阴 Zhìyīn(BL 67)

【定位】 在足小趾末节外侧,距趾甲角 0.1 寸。

【主治】 胎位不正，滞产，头痛，目痛，鼻塞，鼻衄。
【操作】 浅刺 0.1 寸。胎位不正用灸法。

进 针 法

进针法是指将针通过表皮刺入真皮或皮下组织的操作方法。进针法掌握的好与坏，直接关系到针刺的效果。常用的进针方法主要有以下四种。

1. 指切进针法　以左手拇指或示、中指的指甲切按在穴位上，右手持针，紧靠左手的指甲面将针刺入皮肤。

2. 挟持进针法　以左手拇指和示指挟持针体下端，将针尖固定于针刺穴位的皮肤表面，右手持针柄，使针体垂直，当右手指力下压时，左手拇、示两指同时用力，将针刺入皮肤。

3. 提捏进针法　以左手拇、示指将针刺部位皮肤捏起，右手持针于捏起处刺入。

4. 舒张进针法　以左手拇、示两指，或示、中两指平放于针刺部位的皮肤上，分开两指，将皮肤撑开绷紧，右手持针将针刺入。

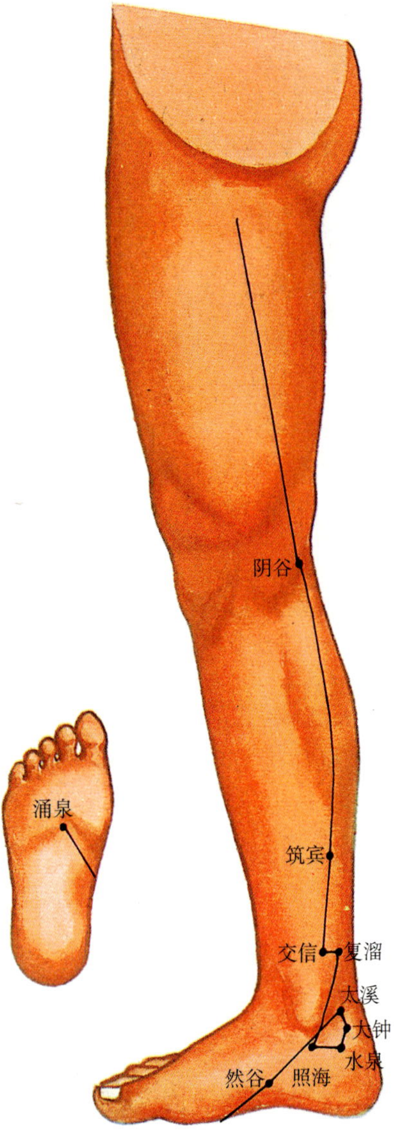

图 18　足少阴肾经(一)

涌泉 Yǒngquán(KI 1)

【定位】 在足底部，卷足时，足底前部凹陷处，约当足底第2、3趾趾缝纹头端与足跟连线的前1/3与后2/3的交点处。

【主治】 昏厥，中暑，癫狂痫，小儿惊风，头痛，头晕，目眩，失眠，咽喉肿痛，失音，便秘，小便不利，足心热。急救要穴之一。

【操作】 直刺0.5～0.8寸。降压宜用灸法或药物贴敷。

然谷 Rángǔ(KI 2)

【定位】 在足内侧缘，足舟骨粗隆下方，赤白肉际处。

【主治】 月经不调，阴挺，阴痒，带下，遗精，阳痿，消渴，腹泻，小便不利，咳血，咽喉肿痛，小儿脐风，口噤。

【操作】 直刺0.5～0.8寸。

太溪 Tàixī(KI 3)

【定位】 在足内侧，内踝后方，内踝尖与跟腱之间的凹陷处。

【主治】 头痛，目眩，失眠，健忘，咽喉肿痛，齿痛，耳鸣，耳聋，咳嗽，气喘，咳血，胸痛，消渴，小便频数，便秘，月经不调，遗精，阳痿，腰脊痛，下肢厥冷。

【操作】 直刺0.5～1.5寸。

大钟 Dàzhōng(KI 4)

【定位】 在足内侧，内踝后下方，当跟腱附着部的内侧前方凹陷处。

【主治】 痴呆，癃闭，遗尿，便秘，月经不调，咳血，气喘，足跟痛。

【操作】 直刺0.3～0.5寸。

水泉 Shuǐquán(KI 5)

【定位】 在足内侧,内踝后下方,当太溪直下 1 寸,跟骨结节内侧凹陷处。

【主治】 月经不调,痛经,经闭,阴挺,小便不利。

【操作】 直刺 0.3~0.5 寸。

照海 Zhàohǎi(KI 6)

【定位】 在足内侧,内踝尖下方凹陷处。

【主治】 失眠,癫痫,咽喉干痛,目赤肿痛,月经不调,带下,阴挺,小便频数,癃闭。

【操作】 直刺 0.3~0.5 寸。

复溜 Fùliū(KI 7)

【定位】 在小腿内侧,太溪直上 2 寸,当跟腱的前方。

【主治】 水肿,盗汗,热病汗不出,腹胀,腹泻,腰脊强痛,下肢痿痹。

【操作】 直刺 0.5 ~1 寸。

交信 Jiāoxìn(KI 8)

【定位】 在小腿内侧,当太溪上 2 寸,复溜前 0.5 寸,胫骨内侧面后方。

【主治】 月经不调,崩漏,阴挺,阴痒,腹泻,便秘,痢疾。

【操作】 直刺 1~1.5 寸。

筑宾 Zhùbīn(KI 9)

【定位】 在小腿内侧,太溪与阴谷的连线上,太溪直上 5 寸,腓肠肌肌腹的内下方。

【主治】 癫狂,疝气,呕吐,小腿内侧痛。

【操作】 直刺 1~1.5 寸。

阴谷 Yīngǔ(KI 10)

【定位】 在腘窝内侧,屈膝时,当半腱肌腱与半膜肌腱之间。

【主治】 癫狂，阳痿，月经不调，崩漏，小便不利，膝腘酸痛。

【操作】 直刺1~1.5寸。

行　　针

行针又称运针，是指将针刺入腧穴后，为了使之得气，调节针感以及进行补泻而施行的各种针刺方法。行针的基本手法有提插、捻转两种。

提插法　指针刺时，针体上提下插的纵向行针方法。其轻重快慢，应根据病情和腧穴而定。

捻转法　指针刺时，以右手拇指、示指和中指三指挟持住针柄，进行一前一后的交替运动，使针体左右旋转。捻转幅度大小，应视病情而定。

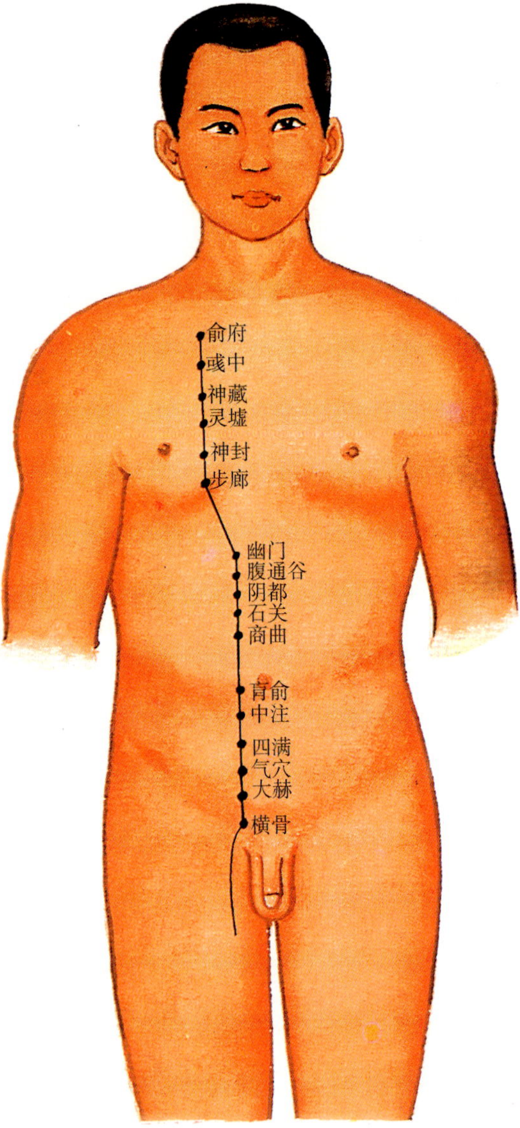

图19　足少阴肾经(二)

横骨 Hénggǔ(KI 11)

【定位】 在下腹部,当脐中下 5 寸,前正中线旁开 0.5 寸。

【主治】 少腹胀痛,小便不利,遗尿,遗精,阳痿,疝气。

【操作】 直刺 1 ~ 1.5 寸。

大赫 Dàhè(KI 12)

【定位】 在下腹部,当脐中下 4 寸,前正中线旁开 0.5 寸。

【主治】 遗精,阳痿,阴挺,带下。

【操作】 直刺 1 ~ 1.5 寸。

气穴 Qìxué(KI 13)

【定位】 在下腹部,当脐中下 3 寸,前正中线旁开 0.5 寸。

【主治】 月经不调,带下,小便不利,腹泻。

【操作】 直刺 1 ~ 1.5 寸。

四满 Sìmǎn(KI 14)

【定位】 在下腹部,当脐中下 2 寸,前正中线旁开 0.5 寸。

【主治】 月经不调,崩漏,带下,产后恶露不净,遗精,小腹痛,便秘,水肿。

【操作】 直刺 1 ~ 1.5 寸。利水多用灸法。

中注 Zhōngzhù(KI 15)

【定位】 在下腹部,当脐中下 1 寸,前正中线旁开 0.5 寸。

【主治】 月经不调,痛经,腹痛,便秘,腹泻。

【操作】 直刺 1 ~ 1.5 寸。

肓俞 Huāngshū(KI 16)

【定位】 在腹中部,当脐中旁开 0.5 寸。

【主治】 腹痛，腹胀，腹泻，便秘，月经不调，疝气，腰脊痛。

【操作】 直刺1~1.5寸。

商曲 Shāngqū(KI 17)

【定位】 在上腹部，当脐中上2寸，前正中线旁开0.5寸。

【主治】 胃痛，腹痛，腹胀，腹泻，便秘。

【操作】 直刺1~1.5寸。

石关 Shíguān(KI 18)

【定位】 在上腹部，当脐中上2寸，前正中线旁开0.5寸。

【主治】 胃痛，呕吐，腹痛，腹胀，便秘，不孕。

【操作】 直刺1~1.5寸。

阴都 Yīndū(KI 19)

【定位】 在上腹部，当脐中上4寸，前正中线旁开0.5寸。

【主治】 胃痛，腹胀，便秘，不孕。

【操作】 直刺1~1.5寸。

腹通谷 Fùtōnggǔ(KI 20)

【定位】 在上腹部，当脐中上5寸，前正中线旁开0.5寸。

【主治】 腹痛，腹胀，胃痛，呕吐，心悸，胸痛。

【操作】 直刺0.5~1寸。

幽门 Yōumén(KI 21)

【定位】 在上腹部，当脐中上6寸，前正中线旁开0.5寸。

【主治】 呕吐，腹痛，腹胀，腹泻。

【操作】 直刺0.5~1寸。不可向上深刺，以免伤及内脏。

步廊 Bùláng(KI 22)

【定位】 在胸部，当第 5 肋间隙，前正中线旁开 2 寸。

【主治】 胸胁胀满，咳嗽，气喘，呕吐，乳痈。

【操作】 斜刺或平刺 0.5～0.8 寸，不可深刺，以免伤及心、肺。

神封 Shénfēng(KI 23)

【定位】 在胸部，当第 4 肋间隙，前正中线旁开 2 寸。

【主治】 胸胁胀满，咳嗽，气喘，呕吐，乳痈。

【操作】 斜刺或平刺 0.5～0.8 寸，不可深刺，以免伤及心、肺。

灵墟 Língxū(KI 24)

【定位】 在胸部，当第 3 肋间隙，前正中线旁开 2 寸。

【主治】 胸胁胀满，咳嗽，气喘，呕吐，乳痈。

【操作】 斜刺或平刺 0.5～0.8 寸，不可深刺，以免伤及心、肺。

神藏 Shéncáng(KI 25)

【定位】 在胸部，当第 2 肋间隙，前正中线旁开 2 寸。

【主治】 胸胁胀满，咳嗽，气喘，胸痛，呕吐。

【操作】 斜刺或平刺 0.5～0.8 寸，不可深刺，以免伤及心、肺。

彧中 Yùzhōng(KI 26)

【定位】 在胸部，当第 1 肋间隙，前正中线旁开 2 寸。

【主治】 胸胁胀满，咳嗽，气喘。

【操作】 斜刺或平刺 0.5～0.8 寸，不可深刺，以免伤及心、肺。

俞府 Shūfǔ(KI 27)

【定位】 在胸部，当锁骨下缘，前正中线旁开2寸。

【主治】 咳嗽，气喘，胸痛，呕吐。

【操作】 斜刺或平刺0.5～0.8寸，不可深刺，以免伤及心、肺。

得　　气

得气，是指针刺部位得到经气的感应。得气亦称针感。得气可从医者和患者两方面表现。医者会感到针下有沉紧的感觉；同时患者感到有酸、麻、胀、重等感觉，甚至沿着一定部位，向一定方向扩散传导。得气与否直接关系到针刺的疗效。临床上一般得气迅速时，疗效较好；得气较慢时，疗效较差；不得气时，基本无治疗效果。

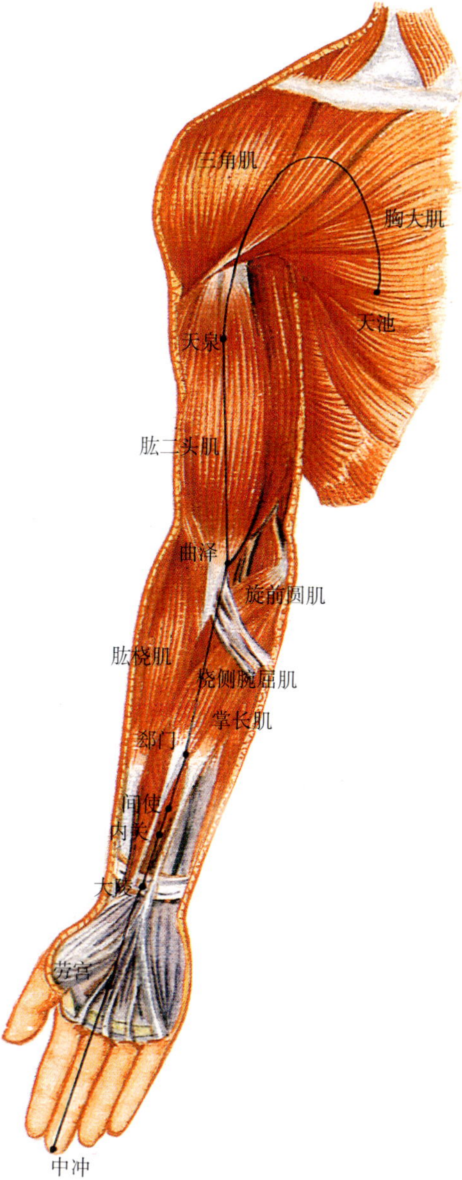

图 20　手厥阴心包经

天池 Tiānchí(PC 1)

【定位】 在胸部,当第4肋间隙,乳头外侧1寸,前正中线旁开5寸。

【主治】 咳嗽,痰多,胸闷,气喘,胸痛,乳痈,瘰疬。

【操作】 斜刺或平刺0.3~0.5寸,不可深刺,以免伤及心、肺。

天泉 Tiānquán(PC 2)

【定位】 在臂内侧,当腋前纹头下2寸,肱二头肌长短头之间。

【主治】 心痛,咳嗽,胸胁胀满,臂痛。

【操作】 直刺0.5~0.8寸。

曲泽 Qūzé(PC 3)

【定位】 在肘横纹中,当肱二头肌腱尺侧缘。

【主治】 心痛,心悸,胃痛,呕吐,腹泻,热病,肘臂挛痛。

【操作】 直刺1~1.5寸,或用三棱针点刺出血。

郄门 Xìmén(PC 4)

【定位】 在前臂掌侧,当曲泽与大陵的连线上,腕横纹上5寸。

【主治】 心痛,心悸,心烦胸痛,咳血,呕血,疔疮,癫痫。

【操作】 直刺0.5~1寸。

间使 Jiānshǐ(PC 5)

【定位】 在前臂掌侧,当曲泽与大陵连线上,腕横纹上3寸,掌长肌腱与桡侧腕屈肌腱之间。

【主治】 心痛,心悸,胃痛,呕吐,热病,疟疾,癫狂痫。

【操作】 直刺0.5~1寸。

内关 Nèiguān(PC 6)

【定位】 在前臂掌侧,当曲泽与大陵的连线上,腕横纹上 2 寸。掌长肌腱与桡侧腕屈肌腱之间。

【主治】 心痛,心悸,胃痛,呕吐,呃逆,胸闷,胁痛,偏瘫,失眠,眩晕,郁证,癫痫,偏头痛,肘臂挛痛。

【操作】 直刺 0.5~1 寸。

大陵 Dàlíng(PC 7)

【定位】 在腕掌横纹中点处,当掌长肌腱与桡侧腕屈肌腱之间。

【主治】 心痛,心悸,胃痛,呕吐,口臭,胸胁胀痛,癫狂痫,臂、手挛痛。

【操作】 直刺 0.3~0.5 寸。

劳宫 Láogōng(PC 8)

【定位】 在手掌心,第 2、3 掌骨之间偏于第 3 掌骨,握拳屈指时中指尖处。

【主治】 中风昏迷,中暑,心痛,烦闷,癫狂痫,口疮,口臭。

【操作】 直刺 0.3~0.5 寸。为急救要穴之一。

中冲 Zhōngchōng(PC 9)

【定位】 在手中指末节尖端中央。

【主治】 中风昏迷,舌强不语,中暑,昏厥,小儿惊风,热病。

【操作】 浅刺 0.1 寸;或用三棱针点刺出血。为急救要穴之一。

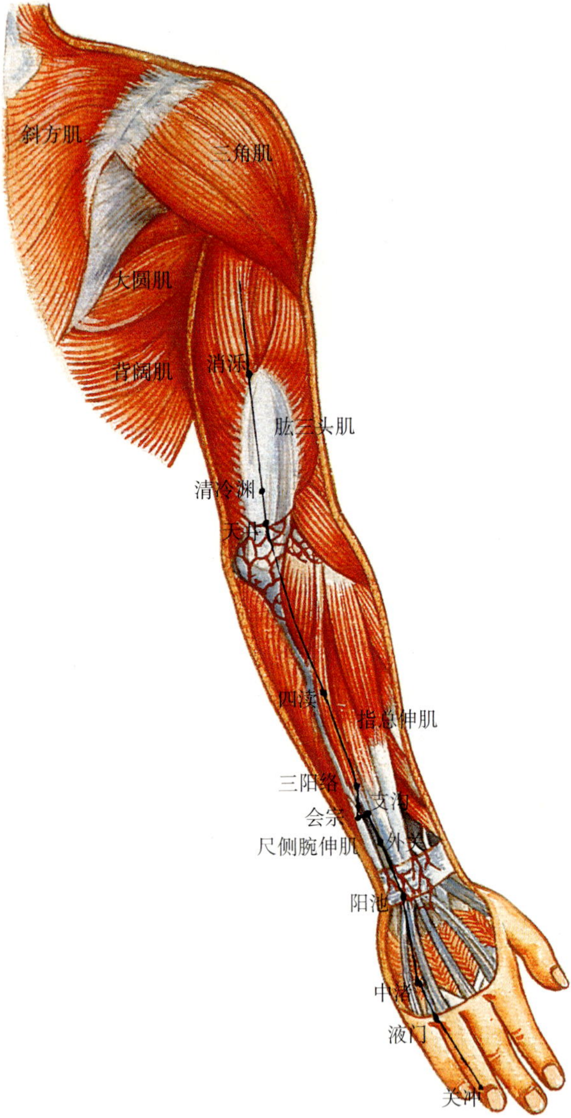

斜方肌
三角肌
大圆肌
背阔肌
消泺
肱三头肌
清冷渊
天井
四渎
指总伸肌
三阳络
支沟
会宗
尺侧腕伸肌
外关
阳池
中渚
液门
关冲

图 21　手少阳三焦经(一)

关冲 Guānchōng(SJ 1)

【定位】 在手环指末节尺侧,距指甲角 0.1 寸。

【主治】 头痛,目赤,耳鸣,耳聋,咽喉肿痛,热病,昏厥。

【操作】 浅刺 0.1 寸;或用三棱针点刺出血。为急救要穴之一。

液门 Yèmén(SJ 2)

【定位】 在手背部,当第 4、5 指间,指蹼缘后方赤白肉际处。

【主治】 头痛,目赤,耳鸣,耳聋,咽喉肿痛,疟疾,手臂痛。

【操作】 直刺 0.3~0.5 寸。

中渚 Zhōngzhǔ(SJ 3)

【定位】 在手背部,当环指掌指关节的后方,第 4、5 掌骨间凹陷处。

【主治】 头痛,目赤,耳鸣,耳聋,咽喉肿痛,热病,消渴,疟疾,手指屈伸不利,肘臂肩背疼痛。

【操作】 直刺 0.3~0.5 寸。

阳池 Yángchí(SJ 4)

【定位】 在腕背横纹中,当指伸肌腱的尺侧缘凹陷处。

【主治】 目赤肿痛,耳聋,咽喉肿痛,消渴,疟疾,腕痛,肩臂痛。

【操作】 直刺 0.3~0.5 寸。

外关 Wàiguān(SJ 5)

【定位】 在前臂背侧,当阳池与肘尖连线上,腕背横纹上 2 寸,尺骨与桡骨之间。

【主治】 热病,头痛,目赤肿痛,耳鸣,耳聋,胸胁肋痛,上肢痿痹不遂。

【操作】 直刺 0.5 ~ 1 寸。

支沟 Zhīgōu(SJ 6)

【定位】 在前臂背侧,当阳池与肘尖连线上,腕背横纹上 3 寸,尺骨与桡骨之间。

【主治】 便秘,耳鸣,耳聋,暴喑,胁肋疼痛,落枕,热病。

【操作】 直刺 0.8 ~ 1.2 寸。

会宗 Huìzōng(SJ 7)

【定位】 在前臂背侧,当腕背横纹上 3 寸,支沟尺侧,尺骨桡侧缘。

【主治】 耳鸣,耳聋,癫痫,上肢肌肤痛。

【操作】 直刺 0.5 ~ 1 寸。

三阳络 Sānyángluò(SJ 8)

【定位】 在前臂背侧,当腕背横纹上 4 寸,尺骨与桡骨之间。

【主治】 耳聋,暴喑,齿痛,手臂痛。

【操作】 直刺 0.5 ~ 1 寸。

四渎 Sìdú(SJ 9)

【定位】 在前臂背侧,当阳池与肘尖连线上,肘尖下 5 寸,尺骨与桡骨之间。

【主治】 耳聋,暴喑,齿痛,咽喉肿痛,偏头痛,手臂痛。

【操作】 直刺 0.5 ~ 1 寸。

天井 Tiānjǐng(SJ 10)

【定位】 在臂外侧,屈肘,肘尖直上 1 寸凹陷处。

【主治】 耳聋,癫痫,瘰疬,偏头痛,肘臂痛。

【操作】 直刺 0.5 ~ 1 寸。

清冷渊 Qīnglěngyuān(SJ 11)

【定位】 在臂外侧,屈肘,当肘尖直上 2 寸,即天井上1寸。

【主治】 头痛，目痛，肩臂痛不能举。

【操作】 直刺0.5～1寸。

消泺 Xiāoluò（SJ 12）

【定位】 在臂外侧，当清冷渊与臑会连线中点处。

【主治】 头痛，齿痛，项强，肩臂痛。

【操作】 直刺0.8～1.2寸。

留　针

留针是指进针后，将针留置在穴位内。在留针过程中还可作间歇行针，以加强针感和针刺的持续作用。在临床治疗中，留针与否，留针时间长短，主要依据病情而定。一般病证，只要不得气，施术完毕后即可出针，或酌情留置10～20分钟。对于一些慢性、疼痛性、痉挛性病证等，可适当延长留针时间。

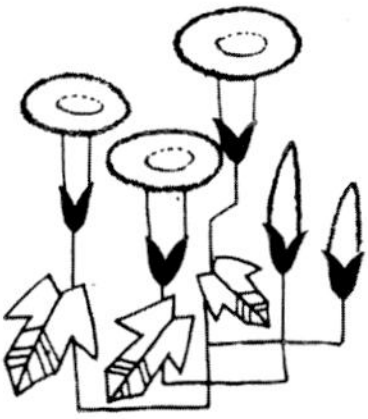

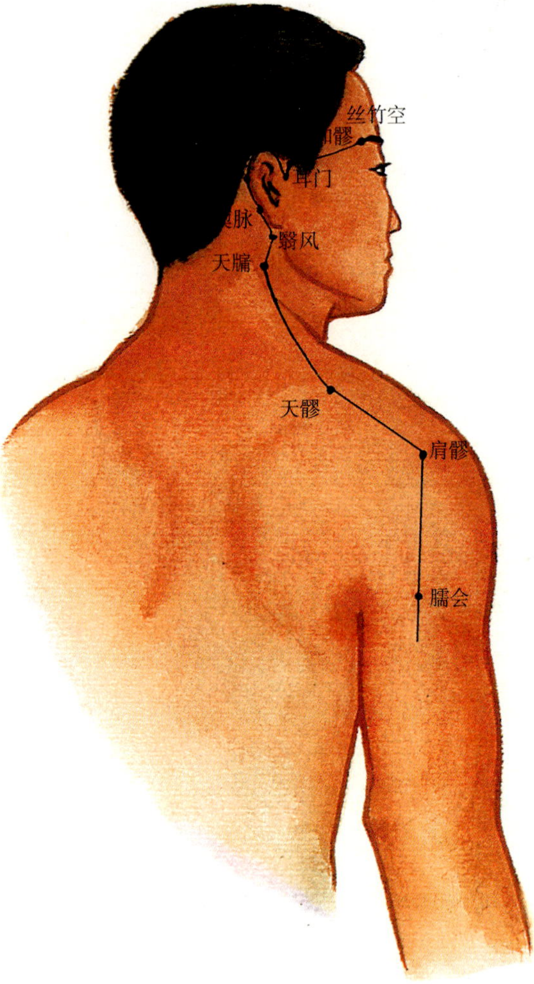

图 22　手少阳三焦经(二)

臑会 Nàohuì(SJ 13)

【定位】 在臂外侧，当肘尖与肩髎连线上，肩髎下3寸，三角肌后下缘。

【主治】 瘰疬，瘿气，上肢痹痛。

【操作】 直刺0.8~1.2寸。

肩髎 Jiānliáo(SJ 14)

【定位】 在肩部，肩髃后方，当臂外展时，于肩峰后下方呈现的凹陷处。

【主治】 肩臂挛痛不遂。

【操作】 向肩关节直刺0.8~1.2寸。

天髎 Tiānliáo(SJ 15)

【定位】 在肩胛部，肩井与曲垣的中间，当肩胛骨上角处。

【主治】 肩臂痛，颈项强急。

【操作】 直刺0.5~0.8寸。

天牖 Tiānyǒu(SJ 16)

【定位】 在颈侧部，当乳突后方直下，平下颌角，胸锁乳突肌后缘处。

【主治】 头痛，目痛，项强，瘰疬，耳聋。

【操作】 直刺0.5~1寸。

翳风 Yìfēng(SJ 17)

【定位】 在耳垂后方，当乳突与下颌角之间的凹陷处。

【主治】 耳鸣，耳聋，口㖞，牙关紧闭，齿痛，呃逆，颊肿，瘰疬。

【操作】 直刺0.5~1寸。

瘈脉 Chìmài(SJ 18)

【定位】 在头部，耳后乳突中央，当翳风与角孙之间，沿耳轮连线的中、下 1/3 交点处。

【主治】 头痛，耳鸣，耳聋，小儿惊风。

【操作】 平刺 0.3～0.5 寸；或点刺出血。

颅息 Lúxī（SJ 19）

【定位】 在头部，当翳风与角孙之间，沿耳轮连线的上、中 1/3 交点处。

【主治】 头痛，耳鸣，耳聋，小儿惊风。

【操作】 平刺 0.3～0.5 寸。

角孙 Jiǎosūn（SJ 20）

【定位】 在头部，折耳廓向前，当耳尖直上入发际处。

【主治】 头痛，项强，目赤肿痛，目翳，齿痛，痄腮。

【操作】 平刺 0.3～0.5 寸。

耳门 Ěrmén（SJ 21）

【定位】 在面部，当耳屏上切迹的前方，下颌骨髁突后缘，张口有凹陷处。

【主治】 耳鸣，耳聋，聤耳，齿痛。

【操作】 微张口，直刺 0.5～1 寸。

耳和髎 Ěrhéliáo（SJ 22）

【定位】 在头侧部，当鬓发后缘，平耳廓根之前方，颞浅动脉后缘。

【主治】 头痛，耳鸣，牙关紧闭，口㖞。

【操作】 避开动脉，斜刺或平刺 0.3～0.5 寸。

丝竹空 Sīzhúkōng（SJ 23）

【定位】 在面部，当眉梢的凹陷处。

【主治】 癫痫，头痛，眩晕，目赤肿痛，眼睑瞤动。

【操作】 平刺 0.3～0.5 寸。不灸。

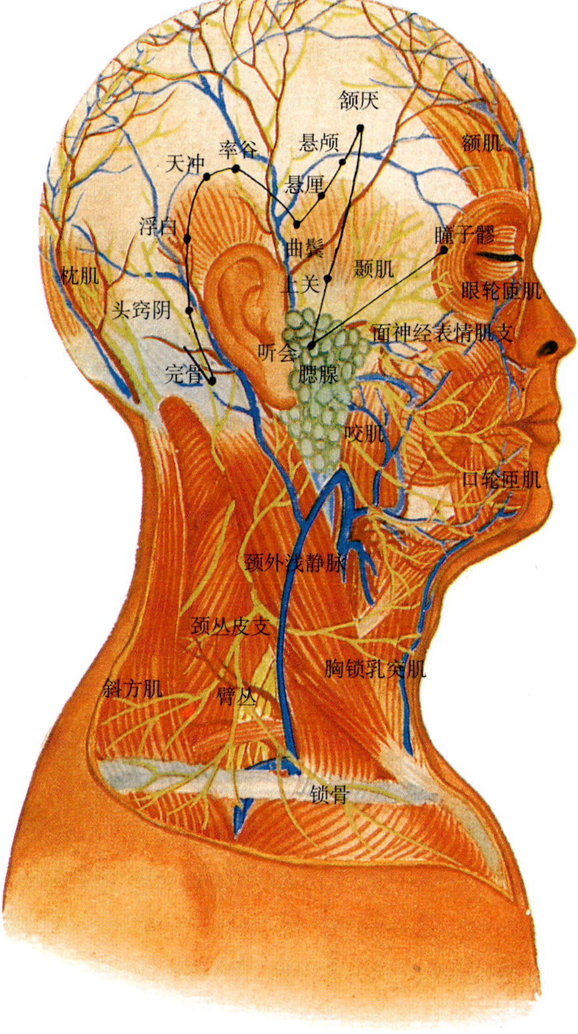
颔厌
悬颅
额肌
率谷
天冲
悬厘
浮白
曲鬓
瞳子髎
颞肌
枕肌
上关
眼轮匝肌
头窍阴
面神经表情肌支
听会
完骨
腮腺
咬肌
口轮匝肌
颈外浅静脉
颈丛皮支
胸锁乳突肌
斜方肌
臂丛
锁骨

图 23　足少阳胆经(一)

瞳子髎 Tóngzǐliáo(GB 1)

【定位】 在面部,目外眦旁,当眶外侧缘处。

【主治】 头痛,目赤肿痛,羞明流泪,青盲,目翳,口㖞。

【操作】 平刺 0.3~0.5 寸。

听会 Tīnghuì(GB 2)

【定位】 在面部,当耳屏间切迹的前方,下颌骨髁突后缘,张口有凹陷处。

【主治】 耳鸣,耳聋,聤耳,齿痛,口㖞。

【操作】 微张口,直刺 0.5~0.8 寸。

上关 Shàngguān(GB 3)

【定位】 在耳前,下关直上,当颧弓的上缘凹陷处。

【主治】 耳鸣,耳聋,聤耳,齿痛,偏头痛,口㖞,口噤。

【操作】 直刺 0.3~0.5 寸。

颔厌 Hànyàn(GB 4)

【定位】 在头部鬓发上,当头维与曲鬓弧形连线的上 1/4 与下 3/4 交点处。

【主治】 偏头痛,眩晕,癫痫,耳鸣,齿痛。

【操作】 平刺 0.5~0.8 寸。

悬颅 Xuánlú(GB 5)

【定位】 在头部鬓发上,当头维与曲鬓弧形连线的中点处。

【主治】 偏头痛,目赤肿痛,齿痛。

【操作】 平刺 0.5~0.8 寸。

悬厘 Xuánlí(GB 6)

【定位】 头维与曲鬓弧形连线的上 3/4 与下 1/4 交点处。

【主治】 偏头痛，目赤肿痛，耳鸣。

【操作】 平刺0.5～0.8寸。

曲鬓 Qūbìn(GB 7)

【定位】 在头部，当耳前鬓角发际后缘的垂线与耳尖水平线交点处。

【主治】 头痛，颊颔肿，目赤肿痛，暴喑，口噤。

【操作】 平刺0.5～0.8寸。

率谷 Shuàigǔ(GB 8)

【定位】 在头部，当耳尖直上入发际1.5寸，角孙直上方。

【主治】 偏头痛，眩晕，耳鸣，耳聋，小儿急、慢惊风。

【操作】 平刺0.5～0.8寸。

天冲 Tiānchōng(GB 9)

【定位】 在头部，当耳根后缘直上入发际2寸，率谷后0.5寸处。

【主治】 头痛，耳鸣，耳聋，癫痫，牙龈肿痛。

【操作】 平刺0.5～0.8寸。

浮白 Fúbái(GB 10)

【定位】 在头部，当耳后乳突的后上方，天冲与完骨弧形连线的中1/3与上1/3交点处。

【主治】 头痛，耳鸣，耳聋，目痛，瘿气。

【操作】 平刺0.5～0.8寸。

头窍阴 Tóuqiàoyīn(GB 11)

【定位】 在头部，当耳后乳突的后上方，天冲与完骨弧形连线的中1/3与下1/3交点处。

【主治】 头痛，眩晕，耳鸣，耳聋。

【操作】 平刺0.5～0.8寸。

完骨 Wángǔ(GB 12)

【定位】 在头部,当耳后乳突后下方凹陷处。

【主治】 癫痫,头痛,颈项强痛,疟疾,齿痛,口㖞。

【操作】 平刺 0.5~0.8 寸。

出针法

在施行针刺手法或留针之后,便可将针起出。出针是毫针施术中的最后一个程序。出针时,先以左手拇指、示指持干棉球按于针孔周围,右手持针作轻微的捻转并慢慢将针提至皮下,然后退出。

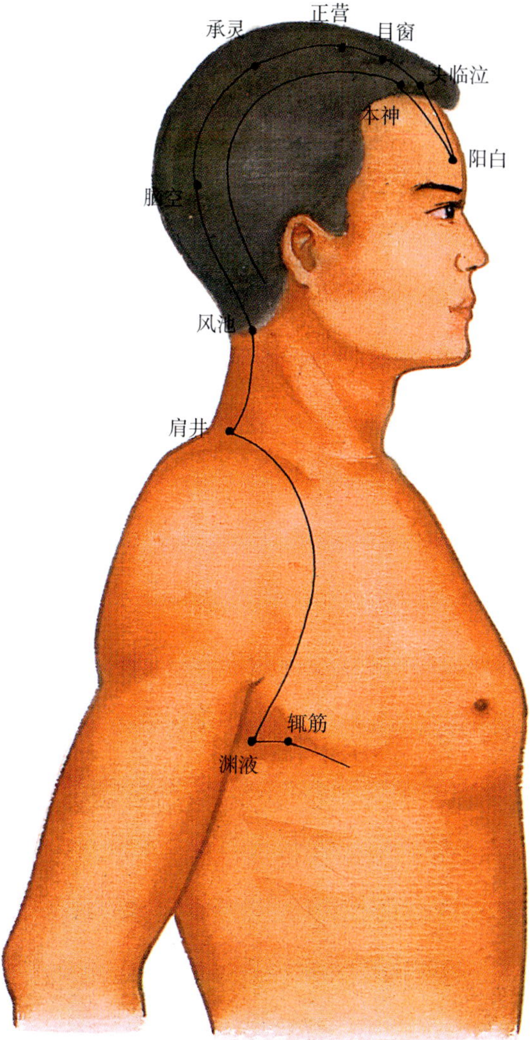

图 24　足少阳胆经(二)

本神 Běnshén(GB 13)

【定位】 在头部,当前发际上 0.5 寸,神庭旁开 3 寸,神庭与头维连线的内 2/3 与外 1/3 交点处。

【主治】 癫痫,小儿惊风,中风昏迷,头痛,目眩。

【操作】 平刺 0.3~0.5 寸。

阳白 Yángbái(GB 14)

【定位】 在前额部,当瞳孔直上,眉上 1 寸。

【主治】 头痛,目眩,目痛,视物模糊,眼睑瞤动。

【操作】 平刺 0.3~0.5 寸。

头临泣 Tóulínqì(GB 15)

【定位】 在头部,当瞳孔直上入前发际 0.5 寸,神庭与头维连线的中点处。

【主治】 头痛,目眩,流泪, 鼻塞,小儿惊风。

【操作】 平刺 0.3~0.5 寸。

目窗 Mùchuāng(GB 16)

【定位】 在头部,当前发际上 1.5 寸,头正中线旁开 2.25 寸。

【主治】 头痛,眩晕,目赤肿痛,青盲,癫痫,视物模糊。

【操作】 平刺 0.3~0.5 寸。

正营 Zhèngyíng(GB 17)

【定位】 在头部,当前发际上 2.5 寸,头正中线旁开 2.25 寸。

【主治】 头痛,头晕,目眩,唇吻急强,齿痛。

【操作】 平刺 0.3~0.5 寸。

承灵 Chénglíng(GB 18)

【定位】 在头部,当前发际上 4 寸,头正中线旁开 2.25 寸。

【主治】 头痛,眩晕,目痛,鼻渊,鼻衄。

【操作】 平刺 0.3～0.5 寸。

脑空 Nǎokōng(GB 19)

【定位】 在头部,当枕外隆凸的上缘外侧,头正中线旁开 2.25 寸,平脑户。

【主治】 热病,头痛,颈项强痛,目眩,目赤肿痛,癫痫。

【操作】 平刺 0.3～0.5 寸。

风池 Fēngchí(GB 20)

【定位】 在项部,当枕骨之下,与风府相平,胸锁乳突肌与斜方肌上端之间的凹陷处。

【主治】 中风,癫痫,头痛,眩晕,耳鸣,感冒,鼻塞,鼻衄,目赤肿痛,羞明流泪,颈项强痛。

【操作】 针尖微下,向鼻尖斜刺 0.8～1.2 寸,或平刺透风府穴。深部中间为延髓,必须严格掌握针刺的角度与深度。

肩井 Jiānjǐng(GB 21)

【定位】 在肩上,前直乳中,当大椎与肩峰连线的中点上。

【主治】 头痛,眩晕,颈项强痛,肩背疼痛,上肢不遂,难产,乳痈,乳汁不下,瘰疬。

【操作】 直刺 0.3～0.5 寸。内有肺尖,慎不可深刺;孕妇禁针。

渊腋 Yuānyè(GB 22)

【定位】 在侧胸部,举臂,当腋中线上,腋下 3 寸,第 4 肋间隙中。

【主治】 胸满,胁痛,上肢痹痛。

【操作】 斜刺或平刺 0.5～0.8 寸,不可深刺,以免伤及脏器。

辄筋 Zhéjīn(GB 23)

【定位】 在侧胸部,渊腋前1寸,平乳头,第4肋间隙中。

【主治】 胸满,气喘,胁痛,呕吐,吞酸,肩背痛。

【操作】 斜刺或平刺0.3~0.5寸,不可深刺,以免伤及脏器。

晕针及其处理

患者在针刺治疗过程中,突然出现头晕目眩,面色苍白,心慌气短,出冷汗,恶心欲吐,精神萎倦,脉象沉细等均属晕针现象。严重者甚至出现四肢厥冷,神志昏迷,二便失禁,唇甲青紫,脉细欲绝。

遇到晕针者,应立即停止针刺,将针迅速全部起出,扶使病人平卧,头部较低,松解衣带,注意保暖。轻者静卧片刻,给予热茶或温开水饮之;重者须在上述处理后,指压水沟、素髎、内关、合谷、太冲、涌泉、足三里等,亦可灸百会、气海、关元等,即可恢复正常。若仍无效,应配合其他急救措施。

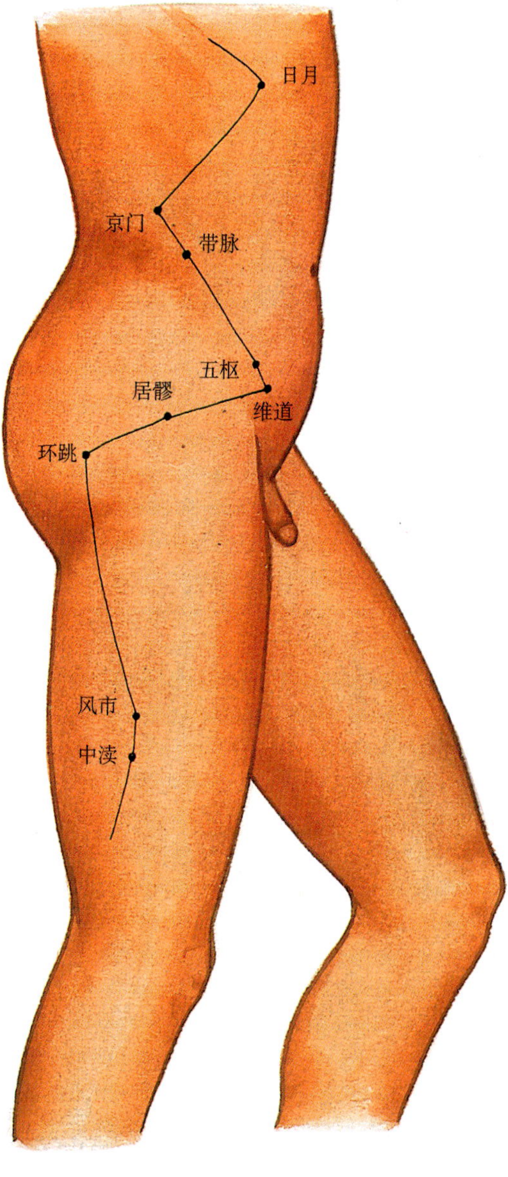

图 25　足少阳胆经(三)

日月 Rìyuè(GB 24)

【定位】 在上腹部,当乳头直下,第 7 肋间隙,前正中线旁开 4 寸。

【主治】 黄疸,呕吐,吞酸,呃逆,胁痛。

【操作】 斜刺或平刺 0.5 ~ 0.8 寸,不可深刺,以免伤及脏器。

京门 Jīngmén(GB 25)

【定位】 在侧腰部,章门后 1.8 寸,当第 12 肋骨游离端的下方。

【主治】 小便不利,水肿,腹胀,腹泻,呕吐,腰痛,胁痛。

【操作】 直刺 0.5 ~ 1 寸。

带脉 Dàimài(GB 26)

【定位】 在侧腹部,章门下 1.8 寸,当第 11 肋骨游离端下方垂线与脐水平线的交点上。

【主治】 少腹痛,月经不调,阴挺,经闭,赤白带下,疝气,腰胁痛。

【操作】 直刺 0.8 ~ 1 寸。

五枢 Wǔshū(GB 27)

【定位】 在侧腹部,当髂前上棘前方,横平脐下 3 寸处。

【主治】 阴挺,赤白带下,月经不调,疝气,腹痛,便秘。

【操作】 直刺 1 ~ 1.5 寸。

维道 Wéidào(GB 28)

【定位】 在侧腹部,当髂前上棘的前下方,五枢前下方 0.5 寸。

【主治】 阴挺,赤白带下,月经不调,疝气,少腹痛,便秘,肠痈。

【操作】 直刺或向前下方斜刺 1～1.5 寸。

居髎 Jūliáo(GB 29)

【定位】 在髋部，当髂前上棘与股骨大转子最凸点连线的中点处。

【主治】 腰痛，下肢痿痹，疝气，少腹痛。

【操作】 直刺 1～1.5 寸。可灸。

环跳 Huántiào(GB 30)

【定位】 在股外侧部，侧卧屈股，当股骨大转子最凸点与骶管裂孔连线的外 1/3 与内 2/3 交点处。

【主治】 腰腿疼痛，下肢痿痹，半身不遂。

【操作】 直刺 2～3 寸。

风市 Fēngshì(GB 31)

【定位】 在大腿外侧部的中线上，当腘横纹上 7 寸。或直立垂手时，中指尖处。

【主治】 下肢痿痹、麻木，半身不遂，遍身瘙痒。

【操作】 直刺 1～1.5 寸。

中渎 Zhōngdú(GB 32)

【定位】 在大腿外侧，当风市下 2 寸，或腘横纹上 5 寸，股外侧肌与股二头肌之间。

【主治】 下肢痿痹、麻木，半身不遂。

【操作】 直刺 1～1.5 寸。

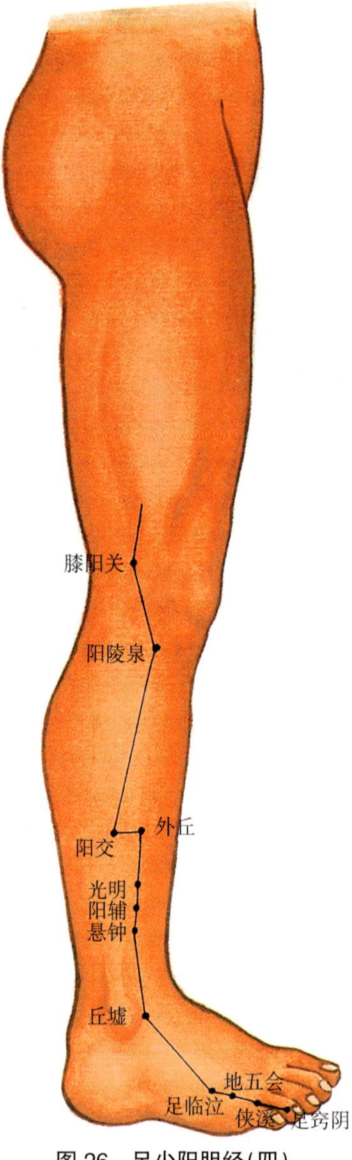

图 26　足少阳胆经(四)

膝阳关 Xīyángguān(GB 33)

【定位】 在膝外侧，当阳陵泉上 3 寸，股骨外上髁上方凹陷处。

【主治】 膝腘肿痛、挛急，小腿麻木，半身不遂。

【操作】 直刺 1～1.5 寸。

阳陵泉 Yánglíngquán(GB 34)

【定位】 在小腿外侧，当腓骨小头前下方凹陷处。

【主治】 黄疸，胁痛，口苦，呕吐，下肢痿痹、麻木，小儿惊风。

【操作】 直刺 1～1.5 寸。

阳交 Yángjiāo(GB 35)

【定位】 在小腿外侧，当外踝尖上 7 寸，腓骨后缘。

【主治】 癫狂，胸胁胀满，下肢痿痹。

【操作】 直刺 1～1.5 寸。

外丘 Wàiqiū(GB 36)

【定位】 在小腿外侧，当外踝尖上 7 寸，腓骨前缘，平阳交。

【主治】 癫狂，胸胁胀满，下肢痿痹。

【操作】 直刺 1～1.5 寸。

光明 Guāngmíng(GB 37)

【定位】 在小腿外侧，当外踝尖上 5 寸，腓骨前缘。

【主治】 目痛，夜盲，目视不明，乳房胀痛，下肢痿痹。

【操作】 直刺 1～1.5 寸。

阳辅 Yángfǔ(GB 38)

【定位】 在小腿外侧，当外踝尖上 4 寸，腓骨前缘稍前方。

【主治】 偏头痛,目外眦痛,咽喉肿痛,腋下肿痛,胸胁胀痛,瘰疬,下肢痿痹。

【操作】 直刺0.8~1.2寸。

悬钟 Xuánzhōng(GB 39)

【定位】 在小腿外侧,当外踝尖上3寸,腓骨前缘。

【主治】 偏头痛,咽喉肿痛,颈项强痛,胸胁胀痛,下肢痿痹,痔疾,脚气。

【操作】 直刺0.5~0.8寸。

丘墟 Qiūxū(GB 40)

【定位】 在足外踝前下方,当趾长伸肌腱的外侧凹陷处。

【主治】 胸胁胀痛,外踝肿痛,下肢痿痹,疟疾。

【操作】 直刺0.5~0.8寸。

足临泣 Zúlínqì(GB 41)

【定位】 在足背外侧,当第4跖趾关节的后方,小趾伸肌腱的外侧凹陷处。

【主治】 偏头痛,目赤肿痛,胁肋疼痛,足跗肿痛,月经不调,乳痈;乳胀,瘰疬。

【操作】 直刺0.3~0.5寸。

地五会 Dìwǔhuì(GB 42)

【定位】 在足背外侧,当第4跖趾关节的后方,第4、5跖骨间,小趾伸肌腱的内侧缘处。

【主治】 头痛,目赤肿痛,耳鸣,乳痈,胁痛,足跗肿痛。

【操作】 直刺0.3~0.5寸。

侠溪 Xiáxī(GB 43)

【定位】 在足背外侧,当第4、5趾间,趾蹼缘后方赤白肉际处。

【主治】 头痛，眩晕，耳鸣，耳聋，目外眦赤痛，胁肋疼痛，乳痈，热病。

【操作】 直刺 0.3~0.5 寸。

足窍阴 Zúqiàoyīn(GB 44)

【定位】 在足第 4 趾末节外侧，距趾甲角 0.1 寸。

【主治】 头痛，目赤肿痛，耳鸣，耳聋，咽喉肿痛，胁痛，热病，失眠，多梦。

【操作】 浅刺 0.1 寸，或点刺出血。

滞针及其处理

在行针时或留针后，送者感觉针下涩滞，捻转、提插、出针均觉困难，或免强提插、捻转疼痛加剧为滞针。

若因患者精神紧张，或肌肉痉挛而引起的滞针，可嘱其消除紧张，并延长留针时间。若因单向捻转而引起的滞针，须向反方向捻转，或用手指在邻近部位作循按动作，或弹动针柄，或在附近再刺一针，以宣散气血，缓解痉挛，再行针或出针。

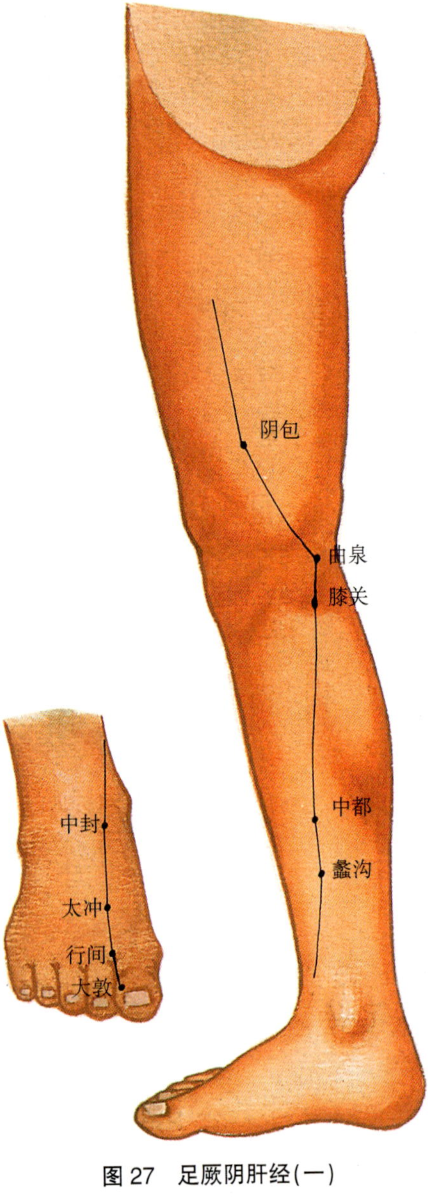

图 27　足厥阴肝经(一)

大敦 Dàdūn(LR 1)

【定位】 足大趾末节外侧,距趾甲角 0.1 寸。

【主治】 疝气,少腹痛,遗尿,癃闭,经闭,崩漏,阴挺,癫痫,善寐。

【操作】 浅刺 0.1~0.2 寸,或点刺出血。

行间 Xíngjiān(LR 2)

【定位】 在足背侧,第 1、2 趾间,趾蹼缘的后方赤白肉际处。

【主治】 中风,癫痫,头痛,目眩,目赤肿痛,青盲,口㖞,月经不调,痛经,经闭,崩漏,带下,疝气,胸胁满痛,小便不利,尿痛。

【操作】 直刺 0.5~0.8 寸。

太冲 Tàichōng(LR 3)

【定位】 在足背侧,第 1 跖骨间隙的后方凹陷处。

【主治】 中风,癫狂痫,小儿惊风,头痛,眩晕,耳鸣,目赤肿痛,口㖞,咽痛,月经不调,痛经,经闭,崩漏,带下,胁痛,腹胀,呕逆,遗尿,下肢痿痹,足跗肿痛。

【操作】 直刺 0.5~0.8 寸。

中封 Zhōngfēng(LR 4)

【定位】 在足背侧,当内踝前,商丘与解溪连线之间,胫骨前肌腱内侧缘凹陷处。

【主治】 疝气,遗精,小便不利,腰痛,少腹痛,下肢痿痹,足踝肿痛。

【操作】 直刺 0.5~0.8 寸。

蠡沟 Lígōu(LR 5)

【定位】 在小腿内侧,当足内踝尖上 5 寸,胫骨内侧面的中央。

【主治】 月经不调,赤白带下,阴挺,阴痒,小便不利,疝气,下肢痿痹。

【操作】 平刺0.5~0.8寸。

中都 Zhōngdū(LR 6)

【定位】 在小腿内侧,当足内踝尖上7寸,胫骨内侧面的中央。

【主治】 疝气,少腹痛,崩漏,恶露不尽,腹泻,下肢痿痹。

【操作】 平刺0.5~0.8寸。

膝关 Xīguān(LR 7)

【定位】 在小腿内侧,当胫骨内侧髁的后下方,阴陵泉后1寸,腓肠肌内侧头的上部。

【主治】 膝髌肿痛,下肢痿痹。

【操作】 直刺1~1.5寸。

曲泉 Qūquán(LR 8)

【定位】 在膝内侧,屈膝,当膝内侧面横纹内侧端,股骨内侧髁的后缘,半腱肌、半膜肌止端前缘凹陷处。

【主治】 月经不调,痛经,带下,阴挺,阴痒,产后腹痛,遗精,阳痿,小便不利,膝髌肿痛,下肢痿痹。

【操作】 直刺0.8~1寸。

阴包 Yīnbāo(LR 9)

【定位】 在大腿内侧,股骨内上髁上4寸,股内肌与缝匠肌之间。

【主治】 月经不调,小便不利,腹痛,遗尿。

【操作】 直刺1~2寸。

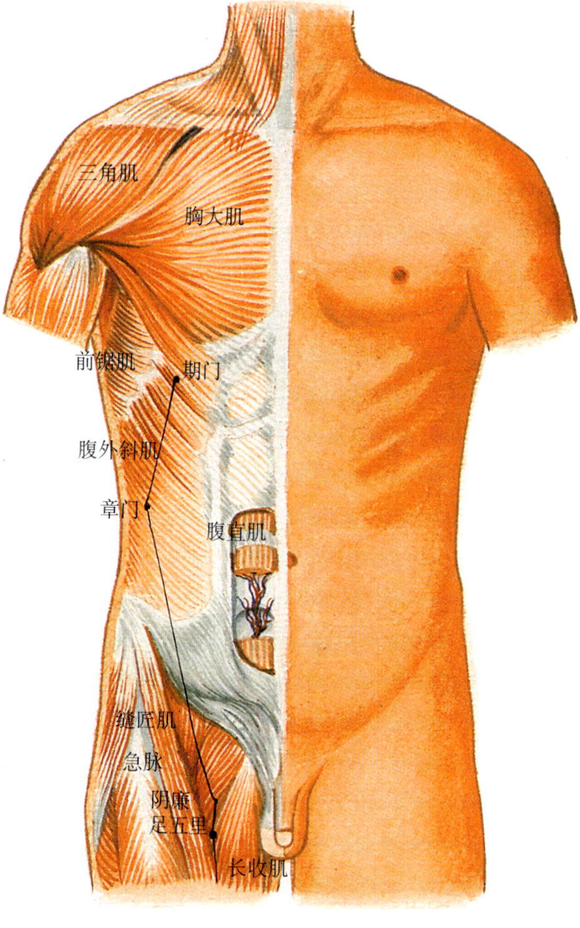

图 28　足厥阴肝经(二)

足五里 Zúwǔlǐ(LR10)

【定位】 在大腿内侧,当气冲直下3寸,大腿根部,耻骨结节的下方,长收肌的外缘。

【主治】 少腹痛,小便不通,遗尿,带下,阴挺,睾丸肿痛,瘰疬。

【操作】 直刺1~2寸。

阴廉 Yīnlián(LR 11)

【定位】 在大腿内侧,当气冲直下2寸,大腿根部,耻骨结节的下方,长收肌的外缘。

【主治】 月经不调,带下,少腹痛。

【操作】 直刺1~2寸。

急脉 Jímài(LR 12)

【定位】 在耻骨结节的外侧,当气冲外下方腹股沟股动脉搏动处,前正中线旁开2.5寸。

【主治】 少腹痛,疝气,阴挺。

【操作】 避开动脉,直刺0.5~0.8寸。

章门 Zhāngmén(LR 13)

【定位】 在侧腹部,第11肋游离端下方。

【主治】 腹痛,腹胀,腹泻,胁痛,痞块,小儿疳疾。

【操作】 直刺0.8~1寸。

期门 Qīmén(LR 14)

【定位】 在胸部,当乳头直下,第6肋间隙,前正中线旁开4寸。

【主治】 胸胁胀痛,乳痈,吐酸,呃逆,腹胀,腹泻。

【操作】 斜刺或平刺0.5~0.8寸,不可深刺,以免伤及内脏。

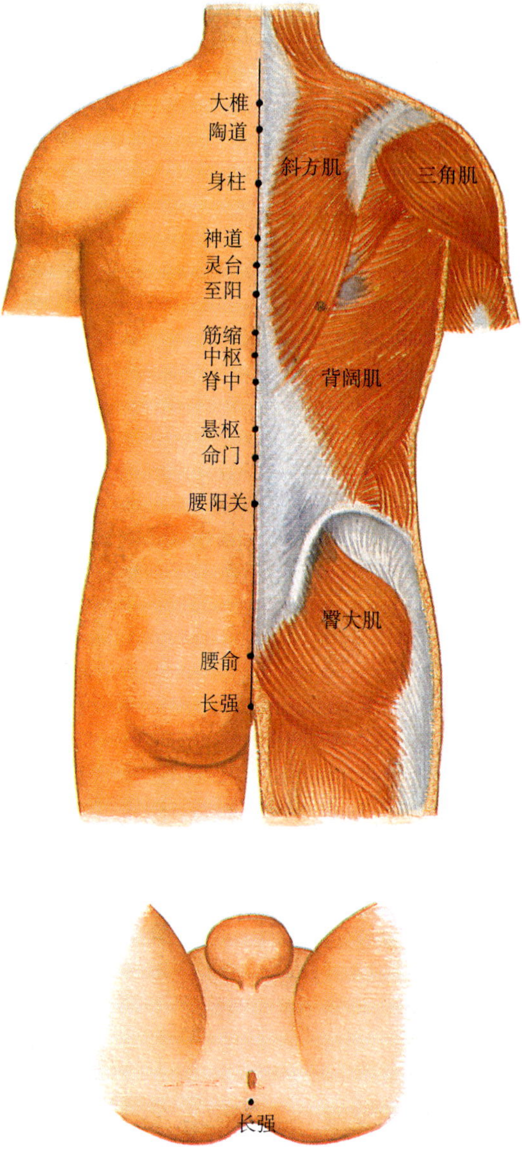

图 29　督脉(一)

长强 Chángqiáng(DU 1)

【定位】 在尾骨端下,当尾骨端与肛门连线的中点处。

【主治】 腹泻,痢疾,便秘,痔疾,脱肛,癫狂痫,腰痛,骶尾骨痛。

【操作】 紧靠尾骨前面斜刺 0.8~1 寸;不宜直刺,以免伤及直肠。

腰俞 Yāoshū(DU 2)

【定位】 在骶部,当后正中线上,适对骶管裂孔。

【主治】 腹泻,便秘,痔疾,脱肛,月经不调,经闭,腰脊强痛,下肢痿痹,癫痫。

【操作】 向上斜刺 0.5~1 寸。

腰阳关 Yāoyángguāng(DU 3)

【定位】 在腰部,当后正中线上,第 4 腰椎棘突下凹陷中。

【主治】 腰骶疼痛,下肢痿痹,月经不调,赤白带下,遗精,阳痿。

【操作】 向上斜刺 0.5~1 寸。多用灸法。

命门 Mìngmén(DU 4)

【定位】 在腰部,当后正中线上,第 2 腰椎棘突下凹陷中。

【主治】 腰脊强痛,下肢痿痹,月经不调,赤白带下,遗精,阳痿,早泄,小腹冷痛,腹泻。

【操作】 向上斜刺 0.5~1 寸。多用灸法。

悬枢 Xuánshū(DU 5)

【定位】 在腰部,当后正中线上,第 1 腰椎棘突下凹陷中。

【主治】 腰脊强痛,腹胀,腹痛,腹泻,痢疾。

【操作】 向上斜刺 0.5~1 寸。

脊中 Jǐzhōng(DU 6)

【定位】 在背部,当后正中线上,第 11 胸椎棘突下凹陷中。

【主治】 癫痫,黄疸,腹泻,小儿疳积,痔疾,脱肛,便血,腰脊强痛。

【操作】 向上斜刺 0.5~1 寸。

中枢 Zhōngshū(DU 7)

【定位】 在背部,当后正中线上,第 10 胸椎棘突下凹陷中。

【主治】 胃病,黄疸,呕吐,腹满,腰背疼痛。

【操作】 向上斜刺 0.5~1 寸。

筋缩 Jīnsuō(DU 8)

【定位】 在背部,当后正中线上,第 9 胸椎棘突下凹陷中。

【主治】 癫狂痫,抽搐,脊强,背痛,胃痛,黄疸。

【操作】 向上斜刺 0.5~1 寸。

至阳 Zhìyáng(DU 9)

【定位】 在背部,当后正中线上,第 7 胸椎棘突下凹陷中。

【主治】 黄疸,胸胁胀满,咳嗽,气喘,腰背疼痛,胃痛。

【操作】 向上斜刺 0.5~1 寸。

灵台 Língtái(DU 10)

【定位】 在背部,当后正中线上,第 6 胸椎棘突下凹陷中。

【主治】 咳嗽,气喘,胃痛,脊痛,项强,疔疮。

【操作】 向上斜刺 0.5~1 寸。

神道 Shéndào(DU 11)

【定位】 在背部,当后正中线上,第 5 胸椎棘突下凹陷中。

【主治】 心悸，失眠，健忘，咳嗽，气喘，腰脊强，肩背痛，小儿惊风。

【操作】 向上斜刺0.5～1寸。

身柱 Shēnzhù(DU 12)

【定位】 在背部，当后正中线上，第3胸椎棘突下凹陷中。

【主治】 咳嗽，气喘，癫狂痫，腰脊强痛。

【操作】 向上斜刺0.5～1寸。

陶道 Táodào(DU 13)

【定位】 在背部，当后正中线上，第1胸椎棘突下凹陷中。

【主治】 热病，疟疾，头痛，脊强，癫狂痫。

【操作】 向上斜刺0.5～1寸。

大椎 Dàzhuī(DU 14)

【定位】 在后正中线上，第7颈椎棘突下凹陷中。

【主治】 热病，疟疾，恶寒发热，咳嗽，气喘，骨蒸盗汗，癫狂痫，小儿惊风，感冒，恶寒头痛项强，风疹。

【操作】 向上斜刺0.5～1寸。

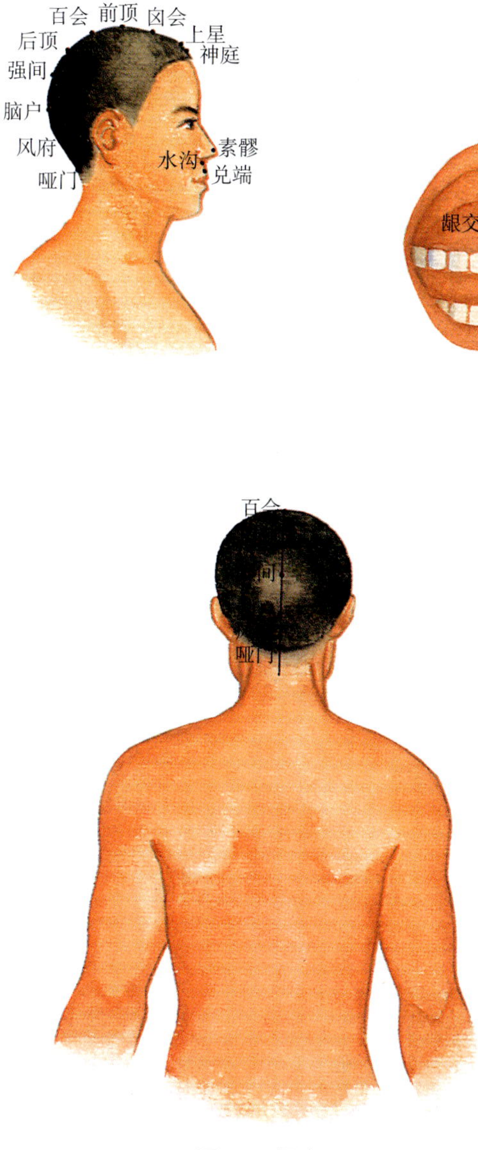

图 30　督脉(二)

哑门 Yǎmén(DU 15)

【定位】 在项部,当后发际正中直上 0.5 寸,第 1 颈椎下。

【主治】 暴喑,舌强不语,癫狂痫,头痛,项强,中风。

【操作】 直刺或向下斜刺 0.5~1 寸,不可向上斜刺或深刺,以免刺入枕骨大孔,伤及延髓。

风府 Fēngfǔ(DU 16)

【定位】 在项部,当后发际正中直上 1 寸,枕外隆凸直下,两侧斜方肌之间凹陷中。

【主治】 中风不语,半身不隧,癫狂痫,眩晕,头痛,颈项强痛,咽喉肿痛,失音,目痛,鼻衄。

【操作】 直刺或向下斜刺 0.5~1 寸,不可向上深刺,以免刺入枕骨大孔,伤及延髓。

脑户 Nǎohù(DU17)

【定位】 在头部,当后发际正中直上 2.5 寸,风府上 1.5 寸,枕外隆凸的上缘凹陷处。

【主治】 头晕,项强,失音,癫痫。

【操作】 平刺 0.5~0.8 寸。

强间 Qiángjiān(DU18)

【定位】 当后发际正中直上 4 寸(脑户上 1.5 寸)。

【主治】 头痛,目眩,项强,癫狂。

【操作】 平刺 0.5~0.8 寸。

后顶 Hòudǐng(DU 19)

【定位】 在头部,当后发际正中直上 5.5 寸(脑户上 3 寸)。

【主治】 头痛,眩晕,癫狂痫。

【操作】 平刺 0.5~0.8 寸。

百会 Bǎihuì(DU 20)

【定位】 在头部,当前发际正中直上 5 寸;或两耳尖连线的中点处。

【主治】 中风不语,癫狂痫,头痛,眩晕,脱肛,阴挺,不寐。

【操作】 平刺 0.5~0.8 寸。

前顶 Qiándǐng(DU 21)

【定位】 在头部,当前发际正中直上 3.5 寸(百会前 1.5 寸)。

【主治】 头痛,眩晕,鼻渊,中风偏瘫,癫痫。

【操作】 平刺 0.5~0.8 寸。

囟会 Xìnhuì(DU 22)

【定位】 在头部,当前发际正中直上 2 寸(百会前 3 寸)。

【主治】 头痛,眩晕,鼻渊,癫痫。

【操作】 平刺 0.3~0.5 寸,小儿前囟未闭者禁针。

上星 Shàngxīng(DU 23)

【定位】 在头部,当前发际正中直上 1 寸。

【主治】 头痛,目痛,鼻渊,鼻衄,热病,疟疾,癫狂。

【操作】 平刺 0.5~0.8 寸。

神庭 Shéntíng(DU 24)

【定位】 在头部,当前发际正中直上 0.5 寸。

【主治】 癫痫,头痛,目眩,失眠,鼻渊。

【操作】 平刺 0.3~0.5 寸。

素髎 Sùliáo(DU 25)

【定位】 在面部,当鼻尖的正中央。

【主治】 昏迷,惊厥,新生儿窒息,鼻渊,鼻衄,目痛。

【操作】 向上斜刺 0.3～0.5 寸;或点刺出血。为急救要穴之一。

水沟 Shuǐgōu(DU 26)(人中 Rénzhōng)

【定位】 在面部,在人中沟的上 1/3 与下 2/3 交点处。

【主治】 昏迷,晕厥,中风,中暑,癔病,癫狂痫,小儿惊风,口㖞,腰脊强痛。

【操作】 向上斜刺 0.3～0.5 寸,强刺激;或指甲掐按。为急救要穴之一。

兑端 Duìduān(DU 27)

【定位】 在面部,当上唇的尖端,人中沟下端的皮肤与唇的移行部。

【主治】 癫狂,口㖞,齿龈肿痛,鼻衄,昏厥。

【操作】 向上斜刺 0.2～0.3 寸。

龈交 Yínjiāo(DU 28)

【定位】 在上唇内,上唇系带与上齿龈的相接处。

【主治】 鼻衄,齿龈肿痛,癫狂,腰痛,痔疾。

【操作】 向上斜刺 0.2～0.3 寸;或点刺出血。

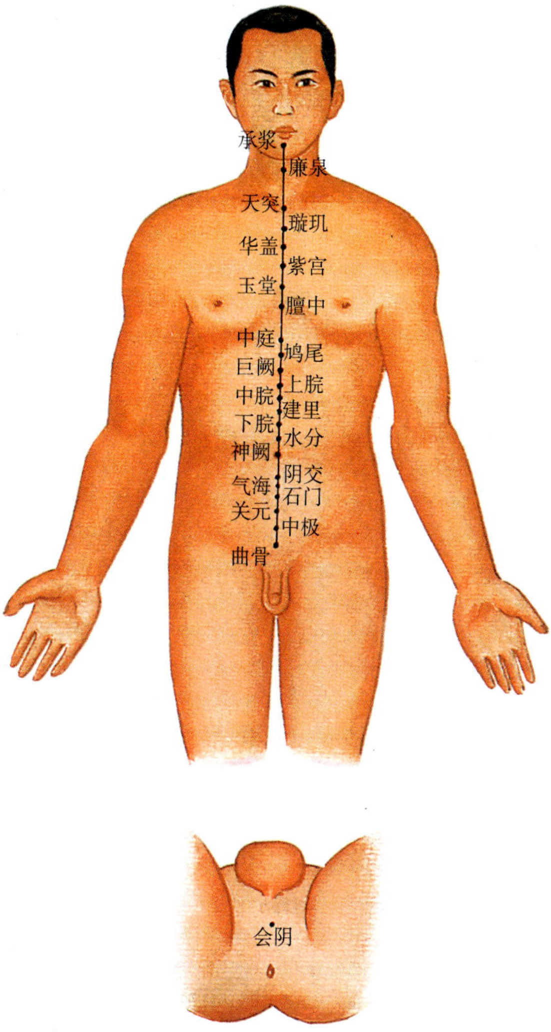

图 31　任脉

会阴 Huìyīn(RN 1)

【定位】 在会阴部,男性当阴囊根部与肛门连线的中点处;女性当大阴唇后联合与肛门连线的中点处。

【主治】 昏迷,癫狂,小便不利,痔疾,遗精,阳痿,脱肛,月经不调。

【操作】 直刺 0.5~1 寸;孕妇慎用。

曲骨 Qūgǔ(RN 2)

【定位】 在下腹部,当前正中线上,耻骨联合上缘中点处。

【主治】 少腹胀满,小便淋漓,遗尿,遗精,阳痿,月经不调,痛经,赤白带下。

【操作】 直刺 0.5~1 寸;孕妇慎用。

中极 Zhōngjí(RN 3)

【定位】 在下腹部,前正中线上,当脐中下 4 寸。

【主治】 癃闭,遗尿,小便不利,遗精,阳痿,月经不调,崩漏,阴挺,产后恶露不止,带下。

【操作】 直刺 1~1.5 寸;孕妇慎用。

关元 Guānyuán(RN 4)

【定位】 在下腹部,前正中线上,当脐中下 3 寸。

【主治】 少腹疼痛,腹泻,痢疾,脱肛,疝气,尿闭,尿频,遗精,阳痿,月经不调,痛经,经闭,崩漏,带下,不孕,阴挺,恶露不尽,胞衣不下。

【操作】 直刺 1~2 寸;多用灸法。孕妇慎用。

石门 Shímén(RN 5)

【定位】 在下腹部,前正中线上,当脐中下 2 寸。

【主治】 腹胀,腹泻,痢疾,腹痛,水肿,疝气,小便不利,遗精,阳痿,经闭,带下,崩漏,产后恶露不止。

【操作】 直刺 1~2 寸;孕妇慎用。

气海 Qìhǎi(RN 6)

【定位】 在下腹部,前正中线上,当脐中下1.5寸。

【主治】 腹痛,腹泻,痢疾,便秘,小便不利,遗尿,遗精,阳痿,疝气,月经不调,痛经,经闭,虚脱。

【操作】 直刺1~2寸;多用灸法。孕妇慎用。

阴交 Yīnjiāo(RN 7)

【定位】 在下腹部,前正中线上,当脐中下1寸。

【主治】 腹痛,水肿,疝气,小便不利,月经不调,带下。

【操作】 直刺1~2寸。孕妇慎用。

神阙 Shénquè(RN 8)

【定位】 在腹中部,脐中央。

【主治】 腹痛,腹胀,腹泻,痢疾,便秘,脱肛,水肿,虚脱。

【操作】 一般不针,多用艾条或艾炷隔盐灸法。

水分 Shuǐfēn(RN 9)

【定位】 在上腹部,前正中线上,当脐中上1寸。

【主治】 水肿,小便不利,腹痛,腹泻,胃反吐食。

【操作】 直刺1~2寸;水病多用灸法。

下脘 Xiàwǎn(RN 10)

【定位】 在上腹部,前正中线上,当脐中上2寸。

【主治】 腹痛,腹胀,腹泻,呕吐,食谷不化,虚肿,消瘦。

【操作】 直刺1~2寸。可灸。

建里 Jiànlǐ(RN 11)

【定位】 在上腹部,前正中线上,当脐中上3寸。

【主治】 胃痛,呕吐,食欲不振,腹胀,腹痛,水肿。

【操作】 直刺1~1.5寸。

中脘 Zhōngwǎn(RN12)

【定位】 在上腹部,前正中线上,当脐中上4寸。

【主治】 胃痛,呕吐,吞酸,腹胀,腹泻,痢疾,呃逆,黄疸,咳喘痰多,癫狂,失眠。

【操作】 直刺1~1.5寸。

上脘 Shàngwǎn(RN 13)

【定位】 在上腹部,前正中线上,当脐中上5寸。

【主治】 胃痛,呕吐,呃逆,腹胀,吞酸,食不化,癫痫。

【操作】 直刺1~1.5寸。

巨阙 Jùquè(RN14)

【定位】 在上腹部,前正中线上,当脐中上6寸。

【主治】 癫狂痫,胸痛,心悸,胃痛,呕吐,吞酸。

【操作】 向下斜刺0.5~1寸;不可深刺,以免伤及肝脏。

鸠尾 Jiūwěi(RN15)

【定位】 在上腹部,前正中线上,当胸剑结合部下1寸。

【主治】 癫狂痫,胸满,心悸,心痛,腹胀,呕吐。

【操作】 向下斜刺0.4~0.6寸。

中庭 Zhōngtíng(RN16)

【定位】 在胸部,当前正中线上,平第5肋间隙,即胸剑结合部。

【主治】 胸胁胀满,噎嗝,呕吐,小儿吐乳,心痛,梅核气。

【操作】 平刺0.3~0.5寸。

膻中 Shānzhōng(RN 17)

【定位】 在胸部,当前正中线上,平第4肋间隙,两乳头连线的中点。

【主治】 咳嗽，气喘，胸闷，心悸，呃逆，产后乳少。

【操作】 平刺0.3～0.5寸。

玉堂 Yùtáng(RN18)

【定位】 在胸部，当前正中线上，平第3肋间隙。

【主治】 咳嗽，气喘，胸闷，胸痛，乳房胀痛，呕吐。

【操作】 平刺0.3～0.5寸。

紫宫 Zǐgōng(RN 19)

【定位】 在胸部，当前正中线上，平第2肋间隙。

【主治】 咳嗽，气喘，胸痛。

【操作】 平刺0.3～0.5寸。

华盖 Huágài(RN 20)

【定位】 在胸部，当前正中线上，平第1肋间隙。

【主治】 咳嗽，气喘，胸胁胀痛，咽喉肿痛。

【操作】 平刺0.3～0.5寸。

璇玑 Xuánjī(RN 21)

【定位】 在胸部，当前正中线上，天突下1寸。

【主治】 咳嗽，气喘，胸痛，咽喉肿痛，胃中积滞。

【操作】 平刺0.3～0.5寸。

天突 Tiāntū(RN 22)

【定位】 在颈部，当前正中线上，胸骨上窝正中。

【主治】 咳嗽，气喘，胸痛，咽喉肿痛，暴喑，瘿气，梅核气，噎嗝。

【操作】 先直刺0.2～0.3寸，然后将针尖向下，紧靠胸骨柄后方刺入0.5～1寸。必须严格掌握针刺的角度和深度，以防刺伤肺和有关动、静脉。

廉泉 Liánquán(RN 23)

【定位】 在颈部，当前正中线上，喉结上方，舌骨上缘凹陷处。

【主治】 舌强不语，暴喑，吞咽困难，舌缓流涎，口舌生疮，咽喉肿痛。

【操作】 向舌根斜刺 0.5～0.8 寸。

承浆 Chéngjiāng（RN 24）

【定位】 在面部，当颏唇沟的正中凹陷处。

【主治】 口㖞，齿龈肿痛，流涎，暴喑，口舌生疮，癫狂。

【操作】 斜刺 0.3～0.5 寸。

弯针及其处理

进针时或将针刺入腧穴后，针身弯曲，针柄改变了进针时的方向和角度，伴有提插、捻转及出针困难，或患者感觉疼痛为弯针。

轻度弯针，可按一般出针法将针慢慢地退出；若针身弯曲较大，应注意针弯的方向，顺着弯曲方向将针退出。

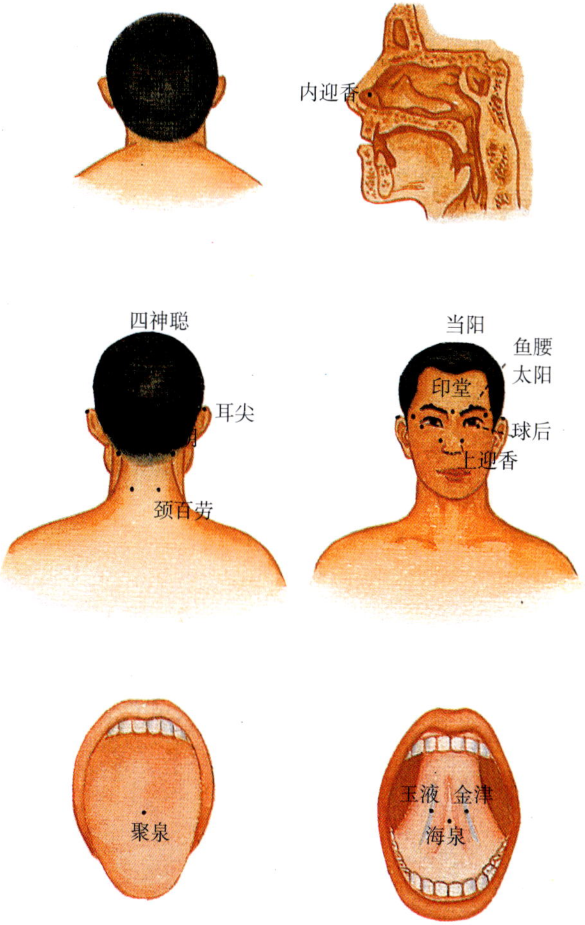

图 32　头颈部经外穴

四神聪 Sìshéncōng（EX-HN1）

【定位】 在头顶部，当百会前、后、左、右各 1 寸，共四穴。

【主治】 头痛，眩晕，失眠，健忘，癫痫。

【操作】 平刺 0.5～0.8 寸。

当阳 Dāngyáng（EX-HN2）

【定位】 在头前部，当瞳孔直上，前发际上 1 寸。

【主治】 眼急痛不可远视，头痛，眩晕。

【操作】 平刺 0.5～0.8 寸。

印堂 Yìntáng（EX-HN3）

【定位】 在额部，当两眉头中间。

【主治】 头痛，眩晕，鼻衄，鼻渊，眉棱骨痛，小儿惊风，失眠。

【操作】 平刺 0.3～0.5 寸。

鱼腰 Yúyāo（EX-HN4）

【定位】 在额部，瞳孔直上，眉毛中。

【主治】 眉棱骨痛，眼睑瞤动，眼睑下垂，目赤肿痛，目翳。

【操作】 平刺 0.3～0.5 寸。

太阳 Tàiyáng（EX-HN5）

【定位】 在颞部，当眉梢与目外眦之间，向后约一横指的凹陷处。

【主治】 头痛，目疾，齿痛。

【操作】 直刺或斜刺 0.3～0.5 寸，或用三棱针点刺出血。

耳尖 Ěrjiān（EX-HN6）

【定位】 在耳廓的上方，当折耳向前，耳廓上方的尖端处。

【主治】 目赤肿痛，目翳，偏正头痛，喉痹，麦粒肿。

【操作】 直刺 0.1 ~ 0.2 寸，或用三棱针点刺出血。

球后 Qiúhòu（EX-HN7）

【定位】 在面部，当眶下缘外 1/4 与内 3/4 的交界处。

【主治】 目疾。

【操作】 轻压眼球向上，向眶缘缓慢直刺 0.5 ~ 1.5 寸，不提插。

上迎香 Shàngyíngxiāng（EX-HN8）

【定位】 在面部，当鼻翼软骨与鼻甲的交界处，近鼻唇沟上端处。

【主治】 头痛，鼻塞，暴发火眼，迎风流泪。

【操作】 向内上方平刺 0.3 ~ 0.5 寸。

内迎香 Nèiyíngxiāng（EX-HN9）

【定位】 在鼻孔内，当鼻翼软骨与鼻甲交界的粘膜处。

【主治】 目赤肿痛，鼻疾，喉痹，热病，中暑，眩晕。

【操作】 用三棱针点刺出血。

聚泉 Jùquán（EX-HN10）

【定位】 在口腔内，当舌背正中缝中点处。

【主治】 舌强，舌缓，消渴，哮喘，咳嗽，味觉减退。

【操作】 直刺 0.1 ~ 0.2 寸，或用三棱针点刺出血。

海泉 Hǎiquán（EX-HN11）

【定位】 在口腔内，当舌下系带中点处。

【主治】 消渴，舌肿，呃逆。

【操作】 用三棱针点刺出血。

金津，玉液 Jīnjīn（EX-HN12），Yùyè（EX-HN13）

【定位】 在口腔内，金津当舌下系带左侧的静脉上，玉液当舌下系带右侧的静脉上。

【主治】 舌强不语，口疮，舌肿，呕吐，消渴。

【操作】 点刺出血。

翳明 Yìmíng（EX-HN14）

【定位】 在项部，当翳风后1寸。

【主治】 目疾，耳鸣，失眠，头痛。

【操作】 直刺0.5~1寸。

颈百劳 Jǐngbǎiláo（EX-HN15）

【定位】 在颈部，当大椎直上2寸，后正中线旁开1寸。

【主治】 骨蒸潮热，盗汗自汗，瘰疬，咳嗽气喘，颈项强直。

【操作】 直刺0.5~1寸。

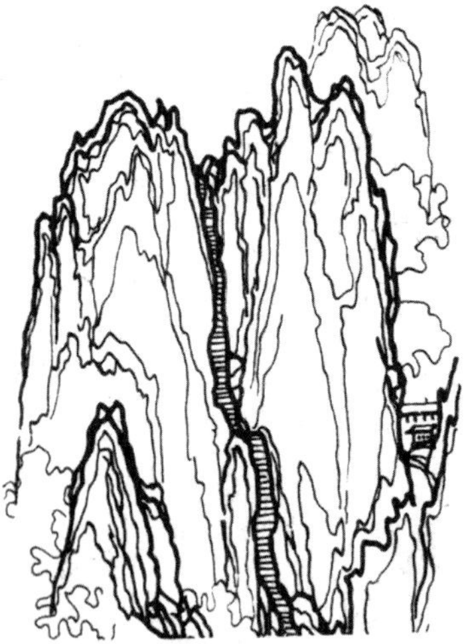

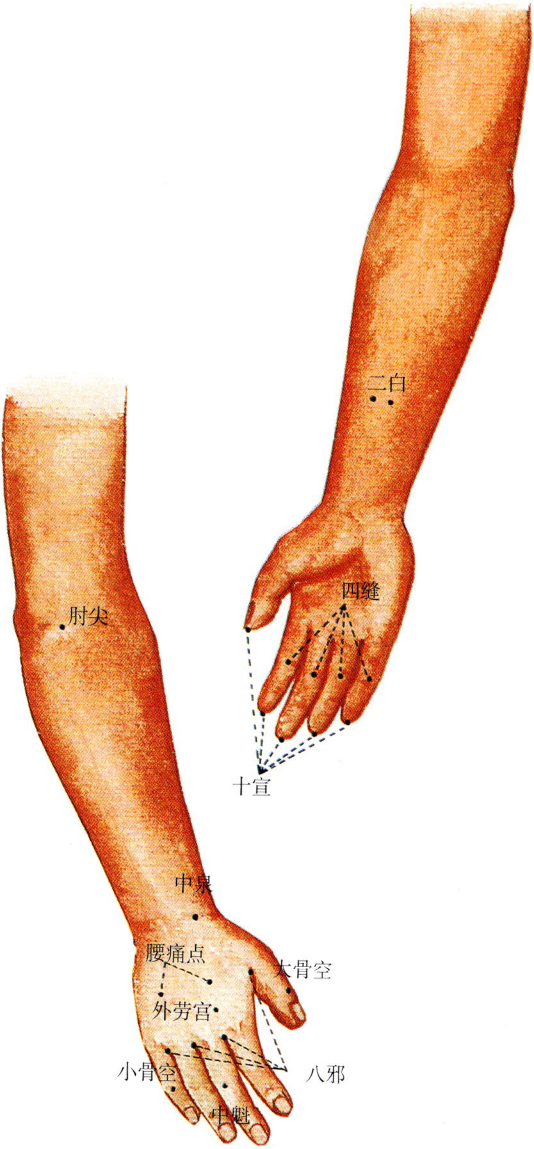

图 33　上肢经外穴

肘尖 Zhǒujiān（EX-UE1）

【定位】 在肘后部，屈肘，当尺骨鹰嘴的尖端。

【主治】 痈疽，疔疮，瘰疬。

【操作】 艾炷灸 7～15 壮。

二白 Èrbái（EX-UE2）

【定位】 在前臂掌侧，在腕掌侧横纹上 4 寸，桡侧腕屈肌腱的两侧，一侧二穴。

【主治】 痔疮，脱肛，前臂痛。

【操作】 直刺 0.5～1 寸。

中泉 Zhōngquán（EX-UE3）

【定位】 在腕背侧横纹中，当指总伸肌腱桡侧的凹陷处。

【主治】 胸闷，胃痛，咳嗽，气喘。

【操作】 直刺 0.3～0.5 寸。

中魁 Zhōngkuí（EX-UE4）

【定位】 在中指背侧，近侧指间关节的中点处。

【主治】 呕吐，食欲不振，呃逆。

【操作】 艾炷灸 5～7 壮，针刺 0.2～0.3 寸。

大骨空 Dàgǔkōng（EX-UE5）

【定位】 在拇指背侧指间关节的中点处。

【主治】 目痛，目翳，白内障，吐泻，衄血。

【操作】 灸。

小骨空 Xiǎogǔkōng（EX-UE6）

【定位】 在小指背侧，近侧指间关节的中点处。

【主治】 目赤肿痛，目翳，喉痛，指关节痛。

【操作】 灸。

腰痛点 Yāotòngdiǎn（EX-UE7）

【定位】 在手背侧，当第 2、3 掌骨及第 4、5 掌骨之间，当腕横纹与掌指关节中点处，一侧二穴。

【主治】 急性腰扭伤。

【操作】 由两侧向掌中斜刺0.5~0.8寸。

外劳宫 Wàiláogōng（EX-UE8）

【定位】 在手背侧，第2、3掌骨之间，掌指关节后0.5寸。

【主治】 手背红肿，手背麻木，落枕，五指屈伸不利，小儿消化不良，颈椎综合征。

【操作】 直刺0.5~0.8寸，可灸。

八邪 Bāxié（EX-UE9）

【定位】 在手背侧，微握拳，第1~5指间，指蹼缘后方赤白肉际处，左、右共八穴。

【主治】 烦热，目痛，毒蛇咬伤，手背肿痛。

【操作】 斜刺0.5~0.8寸，或点刺出血。

四缝 Sìfèng（EX-UE10）

【定位】 在第2~5指掌侧，近侧指关节的中央，一侧四穴。

【主治】 小儿疳积，百日咳。

【操作】 点刺出血或挤出少许黄白色透明粘液。

十宣 Shíxuān（EX-UE11）

【定位】 在手十指尖端，距指甲游离缘0.1寸，左右共十穴。

【主治】 昏迷，癫痫，高热，咽喉肿痛。

【操作】 浅刺0.1~0.2寸，或用三棱针点刺出血。

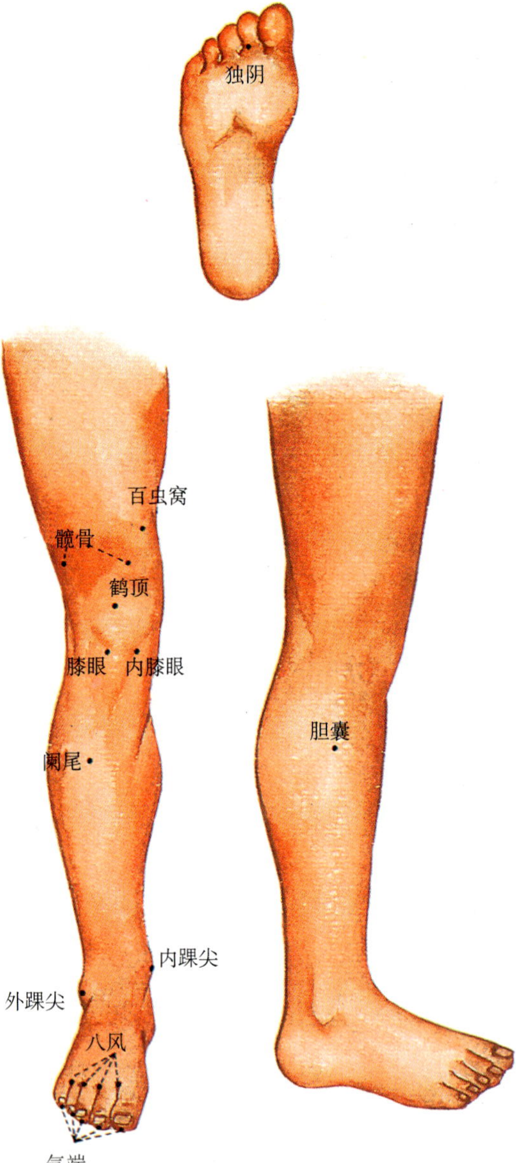

图 34　下肢经外穴

髋骨 Kuāngǔ（EX-LE1）

【定位】 在大腿前面下部，当梁丘两旁各 1.5 寸，一侧二穴。

【主治】 腿痛，下肢瘫痪等。

【操作】 直刺 0.5～1 寸，可灸。

鹤顶 Hèdǐng（EX-LE2）

【定位】 在膝上部，髌底的中点上方凹陷处。

【主治】 膝痛，足胫无力，瘫痪。

【操作】 直刺 0.5～0.8 寸。

百虫窝 Bǎichóngwō（EX-LE3）

【定位】 屈膝，在大腿内侧，髌底内侧端上 3 寸，即血海上 1 寸。

【主治】 皮肤瘙痒，风疹，下部生疮，蛔虫症。

【操作】 直刺 0.5～1 寸，可灸。

内膝眼 Nèixīyǎn（EX-LE4），

【定位】 屈膝，在髌韧带内侧凹陷处。

【主治】 膝关节周围炎，下肢运动障碍。

【操作】 向膝中斜刺 0.5～1 寸，或向对侧透刺，可灸。

膝眼 Xīyǎn（EX-LE5）

【定位】 屈膝，在髌韧带两侧凹陷处，在内侧的称内膝眼，在外侧的称外膝眼。

【主治】 膝痛，腿脚重痛，脚气。

【操作】 向膝中斜刺 0.5～1 寸，或透刺对侧膝眼。

胆囊 Dǎnnáng（EX-LE6）

【定位】 在小腿外侧上部，当腓骨小头前下方凹陷处（阳陵泉）直下 2 寸。

【主治】 急、慢性胆囊炎，胆石症，胆道蛔虫症，下肢痿痹。

【操作】 直刺1～1.5寸。

阑尾 Lánwěi（EX-LE7）

【定位】 在小腿前侧上部，当犊鼻下5寸，胫骨前缘旁开一横指。

【主治】 急、慢性阑尾炎，消化不良，下肢瘫痪。

【操作】 直刺1～1.5寸。

内踝尖 Nèihuáijiān（EX-LE8）

【定位】 在足内侧面，内踝的凸起处。

【主治】 乳蛾，牙痛，小儿不语，霍乱转筋等。

【操作】 一般多用灸法。

外踝尖 Wàihuáijiān（EX-LE9）

【定位】 在足外侧面，外踝的凸起处。

【主治】 脚气，十趾拘急，脚外廉转筋，牙痛，小儿重舌。

【操作】 一般用灸法。

八风 Bāfēng（EX-LE10）

【定位】 在足背侧，第1～5趾间，趾蹼缘后方赤白肉际处，一侧四穴，左右共八穴。

【主治】 脚气，趾痛，毒蛇咬伤，足跗肿痛。

【操作】 斜刺0.5～0.8寸，或点刺出血。

独阴 Dúyīn（EX-LE11）

【定位】 在足第2趾的跖侧，远侧趾间关节的中点。

【主治】 胸胁痛，疝气，月经不调，胞衣不下。

【操作】 艾炷灸3～5壮。直刺0.1～0.2寸。孕妇禁用。

气端 Qìduān（EX-LE12）

【定位】 在足十趾尖端，距趾甲游离缘0.1寸，左右共十穴。

【主治】 中风急救，足趾麻木疼痛，足背红肿疼痛。

【操作】 直刺0.1～0.2寸，可灸。

断针及其处理

断针又称折针，是指针身断在人体内。

遇断针时，送者态度必须镇静，并嘱病人不要惊慌，保持原有体位，以防残端向深层陷入，若折断处针体尚有部分露于皮肤之外，可用镊子钳出；若折断部分全部埋没于皮下，须借助X线定位，施行外科手术取出。

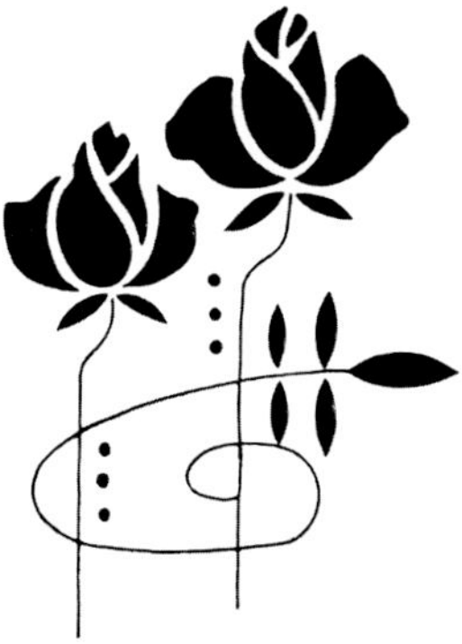

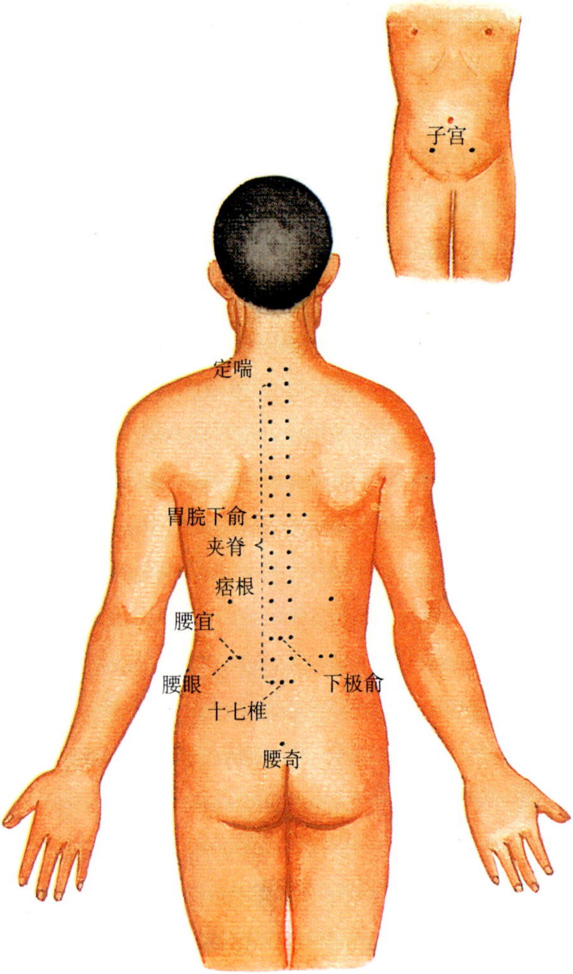

图 35　背部和腹部经外穴

定喘 Dìngchuǎn（EX-B1）

【定位】 在背部，当第 7 颈椎棘突下，旁开 0.5 寸。

【主治】 气喘，咳嗽，落枕，肩背痛。

【操作】 直刺 0.5～0.8 寸。

夹脊 Jiájǐ（EX-B2）

【定位】 在背腰部，当第 1 胸椎至第 5 腰椎棘突下两侧，后正中线旁开 0.5 寸，一侧十七穴。

【主治】 胸 1～5 夹脊主治心肺、胸部及上肢疾患；胸 6～12 夹脊主治胃肠、肝、脾、胆疾患；腰 1～5 夹脊主治小腹部、腰骶部及下肢疾患。

【操作】 稍向内斜刺 0.5～1 寸。

胃脘下俞 Wèiwǎn xiàshū（EX-B3）

【定位】 在背部，当第 8 胸椎棘突下，旁开 1.5 寸。

【主治】 胃痛，腹痛，消渴，胰腺炎。

【操作】 斜刺 0.3～0.5 寸。

痞根 Pǐgēn（EX-B4）

【定位】 在腰部，当第 1 腰椎棘突下，旁开3.5寸。

【主治】 腹内痞块，腰痛。

【操作】 直刺 0.5～1 寸。

下极俞 Xià jíshū（EX-B5）

【定位】 在腰部，第 3 腰椎棘突下，当后正中线上。

【主治】 腰痛，腹痛，腹泻，小便不利，遗尿，下肢酸痛。

【操作】 直刺 0.5～1 寸；可灸。

腰宜 Yāoyí（EX-B6）

【定位】 在腰部，当第 4 腰椎棘突下，旁开 3 寸。

【主治】 腰挫伤，腰腿痛，尿频，月经不调，带下。

【操作】 直刺0.5～1寸。

腰眼 Yāoyǎn（EX-B7）

【定位】 在腰部，当第4腰椎棘突下，旁开约3.5寸凹陷中。

【主治】 腰痛，月经不调，带下，尿频。

【操作】 直刺0.5～1寸。

十七椎 Shíqīzhuī（EX-B8）

【定位】 在腰部，当后正中线上，第5腰椎棘突下。

【主治】 腰腿痛，下肢瘫痪，崩漏，月经不调，痛经，遗尿。

【操作】 直刺0.5～1寸。

腰奇 Yāoqí（EX-B9）

【定位】 在骶部，当尾骨端直上2寸，骶角之间凹陷中。

【主治】 癫痫，头痛，失眠，便秘。

【操作】 向上平刺1～1.5寸；可灸。

子宫 Zǐgōng（EX-CA1）

【定位】 在下腹部，当脐中下4寸，中极旁开3寸。

【主治】 子宫脱垂，月经不调，痛经，崩漏，不孕，疝气，腰痛。

【操作】 直刺0.8～1.2寸；可灸。

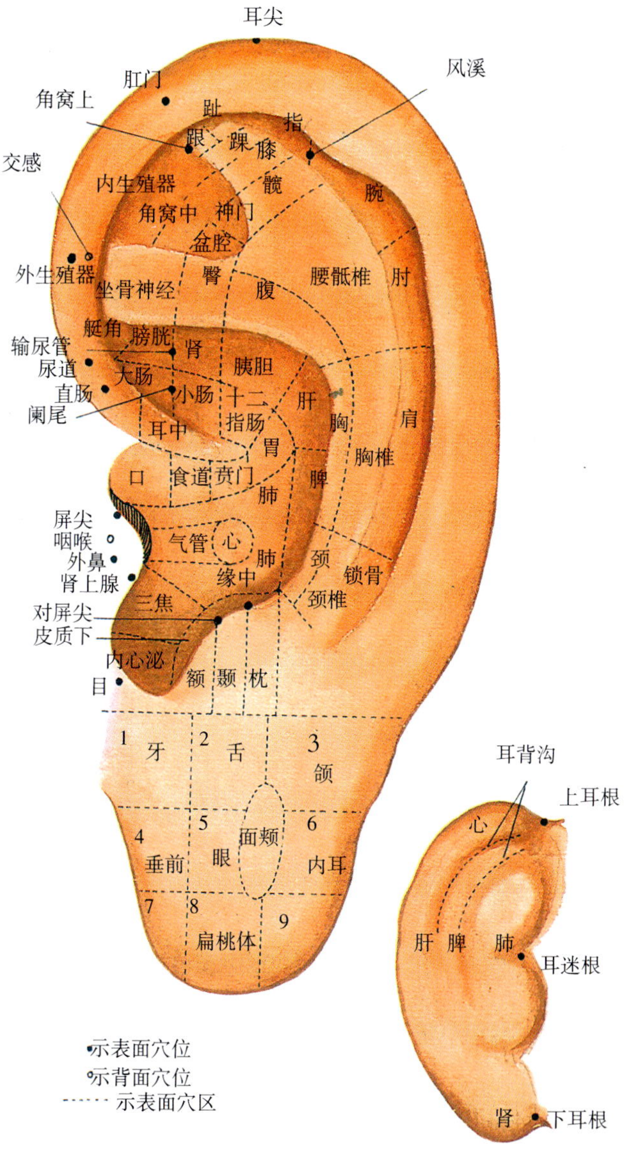

耳尖
风溪
肛门
角窝上
趾
指
跟
踝
膝
交感
内生殖器
髋
腕
角窝中
神门
盆腔
外生殖器
臀
腰骶椎
肘
坐骨神经
腹
艇角
膀胱
输尿管
肾
尿道
胰胆
大肠
直肠
小肠
十二指肠
肝
阑尾
胸
肩
耳中
胃
胸椎
口
食道
贲门
脾
肺
屏尖
咽喉
气管
心
外鼻
肺
颈
肾上腺
缘中
锁骨
三焦
颈椎
对屏尖
皮质下
内心泌
目
额
颞
枕
1
牙
2
舌
3
颌
4
垂前
5
眼
面颊
6
内耳
7
8
扁桃体
9
耳背沟
上耳根
心
肝
脾
肺
耳迷根
肾
下耳根
示表面穴位
示背面穴位
示表面穴区

图 36　耳针腧穴

人体发生疾病时，常会在耳廓的相应部位出现“阳性反应点”，如压痛、变形、变色、水疱、结节、丘疹、凹陷、脱屑、电阻降低点，这些反应点即耳针的刺激点，又称耳穴。耳针则是用针刺等手段刺激耳穴防治疾病的一种方法。

耳穴在耳廓的分布有一定规律，一般来说耳廓好像一个倒置的胎儿，头部朝下，臀部朝上。其分布的规律是：与头面部相应的穴位在耳垂（耳廓最下部，无软骨的皮垂）或耳垂附近；与上肢相应的穴位在耳舟（耳轮与对耳轮之间的凹沟）；与躯干和下肢相应的穴位在对耳轮（在耳轮的内侧，与耳轮相对的隆起部）和对耳轮上、下脚（对耳轮上部有两分叉，其中位于上方的分叉称对耳轮上脚，位于下方的分叉称对耳轮下脚）；与内脏相应的穴位多集中在耳甲艇（耳轮脚以上的耳腔部分）和耳甲腔（耳轮脚以下的耳腔部分）；消化道在耳轮脚（耳廓最外侧缘的卷曲部分称耳轮，其深入至耳腔内的横行突起部分称耳轮脚）周围环形排列。其具体分布情况见图。

附：

一、耳穴的针刺方法

根据疾病治疗需要选用短毫针或用图钉形揿针等。针刺时，左手固定耳廓，右手进针，深度以穿入软骨但不透过对侧皮肤为度。此外也有用磁珠、绿豆、菜子等用胶布固定，进行压迫刺激的。

毫针一般留针 10 ~ 30 分钟，痛症可留针 1 ~ 2 小时或更长。留针期间可间歇捻针。揿针用胶布固定后，春秋天可留针2～3天，冬天可留针7～10天，夏天不宜留针过长。留埋期间每天用手指按压揿针2～3次，每次1～3分钟，以加强刺激，提高疗效。急性病每天针刺1～2次，慢性病每天1次或隔天1次，连续治疗8～12次为一疗程，休息5～7天后再开始下一疗程。

二、常用耳穴的定位和主治

指 Zhǐ(SF1)

【定位】 在耳舟结节上方，耳舟的顶部。

【主治】 手指麻木疼痛等。

风溪(结节内)Fēngxī(SF1.2i)

【定位】 指与腕两穴之间。

【主治】 荨麻疹、皮肤瘙痒症、哮喘。

腕 Wàn(SF2)

【定位】 指与肘两穴之间。

【主治】 相应部位的疼痛及功能障碍。

肘 Zhǒu(SF3)

【定位】 腕与肩两穴之间。

【主治】 相应部位的疼痛及功能障碍。

肩 Jiān(SF4-5)

【定位】 肘与锁骨两穴之间。

【主治】 相应部位的疼痛及功能障碍。

锁骨 Suǒgǔ(SF6)

【定位】 在轮屏切迹同水平的耳舟部。

【主治】 相应部位疼痛、肩周炎。

趾 Zhǐ(AH2)

【定位】 在对耳轮上脚外上角。

【主治】 足趾麻木、疼痛。

跟 Gēn(AH1)

【定位】 在对耳轮上脚的内上角。

【主治】 足跟痛。

踝 Huái(AH3)

【定位】 跟与膝两穴之间。

【主治】 踝部扭伤等相应部位的疼痛及功能障碍。

膝 Xī(AH4)

【定位】 在对耳轮上脚中部。

【主治】 相应部位的疼痛及功能障碍(如膝关节扭伤及关节炎等)。

髋 Kuān(AH5)

【定位】 在对耳轮上脚的下 1/3 处。

【主治】 相应部位的疼痛。

臀 Tún(AH7)

【定位】 在对耳轮下脚的外侧 1/3 处。

【主治】 相应部位的疼痛。

坐骨神经(坐骨) Zuògǔshénjīng(AH6)

【定位】 在对耳轮下脚的内侧 2/3 处。

【主治】 坐骨神经痛。

交感(下脚端)Jiāogǎn(AH6a)

【定位】 在对耳轮下脚前端与耳轮内侧交界处。

【主治】 内脏疼痛,心悸,自汗、盗汗等,自主神经功能紊乱,哮喘,痛经等。

耳中(膈)Ěrzhōng(HX1)

【定位】 在耳轮脚处。

【主治】 呃逆,黄疸,皮肤病等。

直肠(直肠下段) Zhícháng(HX2)

【定位】 与大肠穴同水平的耳轮处。

【主治】 便秘、脱肛，内外痔，里急后重。

尿道 Niàodào(HX3)

【定位】 与对耳轮下脚下缘相平的耳轮处。

【主治】 遗尿，尿频，尿急，尿痛。

外生殖器 Wàishēngzhíqì(HX4)

【定位】 与对耳轮下脚上缘相平的耳轮处。

【主治】 阳痿，外生殖器炎症，会阴部皮肤病。

肛门(尖前，痔核点) Gāngmén(HX5)

【定位】 耳尖与上耳根穴之间。

【主治】 内、外痔。

耳尖 Ěrjiān(HX6.7i)

【定位】 将耳廓向耳屏对折时，耳轮上方的尖端处。

【主治】 发热，高血压，外眼炎症，诸痛症。

颈椎 Jìngzhuī(AH13)

【定位】 自轮屏切迹到对耳轮上、下脚分叉处分为三等份，下 1/3 处。

【主治】 相应部位疼痛。

胸椎 Xiōngzhuī(AH11)

【定位】 自轮屏切迹到对耳轮上、下脚分叉处分为三等份，中 1/3 处。

【主治】 相应部位疼痛。

腰骶椎 Yāodǐzhuī(AH9)

【定位】 自轮屏切迹到对耳轮上、下脚分叉处分为三等份，上 1/3 处。

【主治】 相应部位疼痛。

颈 Jìng (AH12)

【定位】 颈椎的耳腔缘。

【主治】 落枕，斜颈等相应部位病证。

胸 Xiōng（AH10）

【定位】 胸椎的耳腔缘。

【主治】 胸闷、胸痛等相应部位病证。

腹 Fǔ（AH8）

【定位】 腰骶椎的耳腔缘。

【主治】 腹部及妇科病证，腰痛。

神门 Shénmén（TF4）

【定位】 对耳轮上、下脚分叉处，三角窝的外侧1/3部。

【主治】 失眠，多梦，烦躁，炎症，哮喘，咳嗽，眩晕，荨麻疹，痛症。

内生殖器（子宫、精宫、天癸、三角凹陷）Nèishēngzhíqì（TF2）

【定位】 在三角窝内，近耳轮中点的凹陷处。

【主治】 妇产科病证，阳痿，前列腺炎等。

角窝上（角上，降压点）Jiǎowōshàng（TF1）

【定位】 在三角窝外上角。

【主治】 高血压。

角窝中（喘点）Jiǎowōzhōng（TF3）

【定位】 在三角窝中1/3处。

【主治】 哮喘。

盆腔（腰痛点）Pénqiāng（TF5）

【定位】 在三角窝内，对耳轮上、下角分叉处稍下方。

【主治】 盆腔炎。

外鼻（鼻）Wàibí（TG1.2i）

【定位】 在耳屏外侧面中央。

【主治】 鼻疖，鼻炎。

屏尖(上屏尖) Píngjiān(TG1p)

【定位】 耳屏上部隆起的尖端。

【主治】 炎症,疼痛性病症。

肾上腺(下屏尖) Shènshàngxiàn(TG2p)

【定位】 在耳屏下部隆起的尖端。

【主治】 低血压,昏厥,无脉症,咳嗽,哮喘,感冒,中暑,疟疾,乳腺炎。

咽喉 Yānhóu(TG3)

【定位】 在耳屏内侧面上 1/2。

【主治】 咽喉肿痛,扁桃体炎。

对屏尖(平喘,腮腺)Duìpíngjiān (AT1.2.4i)

【定位】 对耳屏的尖端。

【主治】 哮喘,气管炎,腮腺炎,皮肤瘙痒。

缘中(脑点) Yuánzhōng (AT2.3.4i)

【定位】 在对耳屏尖与轮屏切迹间的中点。

【主治】 遗尿,崩漏,智能发育不全等。

枕 Zhěn(AT3)

【定位】 在对耳屏外侧面的后上部。

【主治】 后头痛,头昏,失眠等。

额 É(AT1)

【定位】 在对耳屏外侧面的前下方。

【主治】 前头痛,头昏,失眠,眩晕。

颞(太阳) Niè(AT2)

【定位】 在对耳屏外侧面,枕与额穴之间。

【主治】 偏头痛。

皮质下(脑) Pízhǐxià(AT4)

【定位】 在对耳屏内侧面。

【主治】 智能发育不全,失眠多梦,肾虚耳鸣等。

口 Kǒu（CO1）

【定位】 外耳道口的上缘和后缘。

【主治】 面瘫，口腔炎等。

食道 Shídào（CO2）

【定位】 在耳轮脚下方内 2/3 处。

【主治】 恶心，呕吐，吞咽困难。

贲门 Bēnmén（CO3）

【定位】 在耳轮脚下方外 1/3 处。

【主治】 恶心，呕吐，贲门痉挛。

胃 Wèi（CO4）

【定位】 在耳轮脚消失处。

【主治】 胃痛，呃逆，呕吐，消化不良，胃溃疡，失眠。

十二指肠 Shíèrzhǐcháng（CO5）

【定位】 在耳轮脚上方外 1/3 处。

【主治】 胆道疾病，十二指肠溃疡，幽门痉挛等。

小肠 Xiǎocháng（CO6）

【定位】 在耳轮脚上方中 1/3 处。

【主治】 消化不良，心悸。

大肠 Dàcháng（CO7）

【定位】 在耳轮脚上方内 1/3 处。

【主治】 痢疾，腹泻，便秘。

阑尾 Lánwěi（CO6.7i）

【定位】 在小肠穴和大肠穴之间。

【主治】 阑尾炎，腹泻。

膀胱 Pángguāng（CO9）

【定位】 在对耳轮下脚的下缘，大肠穴直上方。

【主治】 膀胱炎，尿闭，遗尿，腰痛等。

输尿管 Shūniàoguǎn（CO9.10i）

【定位】 在肾穴与膀胱穴之间。

【主治】 输尿管结石绞痛。

肾 Shèn（CO10）

【定位】 在对耳轮下脚的下缘，小肠穴直上方。

【主治】 肾炎，腰痛，耳鸣，重听，遗精，阳痿等。

艇角（前列腺）Tǐngjiǎo（CO8）

【定位】 耳甲艇的内上角。

【主治】 前列腺炎。

艇中（脐中、腹水、醉点）Tǐngzhōng（CO6.10i）

【定位】 在耳甲艇中央。

【主治】 腹痛，腹胀，胆道蛔虫病，腮腺炎。

心 Xīn（CO15）

【定位】 在耳甲腔中心凹陷处。

【主治】 失眠，心悸，癔病，盗汗，心绞痛等。

肺 Fèi（CO14）

【定位】 心穴的上、下、外三面。

【主治】 哮喘，声哑，感冒，皮肤病。

气管 Qìguǎn（CO16）

【定位】 在口与心穴之间。

【主治】 咳嗽，咳喘。

三焦 Sānjiāo（CO17）

【定位】 在内分泌穴的上方。

【主治】 便秘，浮肿。

内分泌（屏间）Nèifēnmì（CO18）

【定位】 耳甲腔底部，屏间切迹内。

【主治】 更年期综合征等内分泌功能紊乱病症，皮肤病，阳痿，月经不调。

肝 Gān(CO12)

【定位】 胃和十二指肠穴的后方。

【主治】 肝气郁滞,眼病,疟疾,胁痛,月经不调,痛经等。

脾 Pǐ (CO13)

【定位】 在肝穴的下方,耳甲腔的外上方。

【主治】 消化不良,腹胀,慢性腹泻,胃痛,口腔炎,崩漏,血液病等。

胰胆 Yídǎn (CO11)

【定位】 肝与肾两穴之间。

【主治】 胰腺炎,糖尿病,胆道疾病,偏头痛,疟疾。

目 Mù

【定位】 目1(切迹前)在屏间切迹外前下方,目2(切迹后)在屏间切迹外后下方。

【主治】 目1主治青光眼,假性近视等,目2主治屈光不正,外眼炎症等。

牙 Yá (LO1)

【定位】 齿1在耳垂1区的外下角,齿2在耳垂4区的中央。

【主治】 拔牙,牙痛。

舌 Shé (LO2)

【定位】 在耳垂2区中央。

【主治】 舌肿痛,舌强语蹇。

颌 Hé (LO3)

【定位】 在耳垂3区,其上颌在该区中央,下颌在该区上部横线的中点。

【主治】 下颌关节炎,牙痛。(上颌主治上牙痛,下颌主治下牙痛。)

垂前(拔牙麻醉点、神经衰弱点、垂四)Chuíqián (LO4)

【定位】 在耳垂4区。

【主治】 牙痛,神经衰弱。

眼 Yǎn (LO5)

【定位】 在耳垂5区。

【主治】 急性结膜炎,电光性眼炎,近视等眼病。

内耳 Nèiěr (LO6)

【定位】 在耳垂6区。

【主治】 耳鸣,听力减退,耳源性眩晕等。

扁桃体 Biǎntáotǐ (LO7,8,9.)

【定位】 在耳垂8区。

【主治】 急性扁桃体炎等。

面颊 Miànjiá (LO5.6i)

【定位】 在耳垂部眼穴的后上方。

【主治】 面瘫,痤疮等面部病证。

上耳根 Shàngěrgēn(R1)

【定位】 在耳根最上缘。

【主治】 头痛,腹痛,哮喘。

下耳根 Xiàěrgēn (R2)

【定位】 耳垂与面颊相交的下缘。

【主治】 头痛,腹痛,哮喘。

耳迷根 Ěrmígēn (R3)

【定位】 在耳廓背面与乳突交界处(相当于耳轮脚同水平)的耳根部。

【主治】 胃痛、单纯性腹泻、原发性高血压、感冒引起的鼻塞耳鸣。

耳背沟(降压沟)Ěrbèigōu (GPS)

【定位】 在耳廓背面,由内上方斜向外下方走行的凹沟处。

【主治】 高血压。

耳背心 Ěrbèixīn（P1）

【定位】 在耳背的上部。

【主治】 心悸、失眠、多梦。

耳背脾 Ěrbèipí（P3）

【定位】 在耳轮脚消失处的耳背部。

【主治】 胃痛，消化不良，食欲不振。

耳背肝 Ěrbèigān（P4）

【定位】 在耳背脾的耳轮侧。

【主治】 胆囊炎，胆石症，胁痛。

耳背肺 Ěrbèifèi（P2）

【定位】 在耳背脾的耳根侧。

【主治】 咳喘，皮肤瘙痒症。

耳背肾 Ěrbèishèn（P5）

【定位】 在耳背的下部。

【主治】 头晕，头痛，神经衰弱。

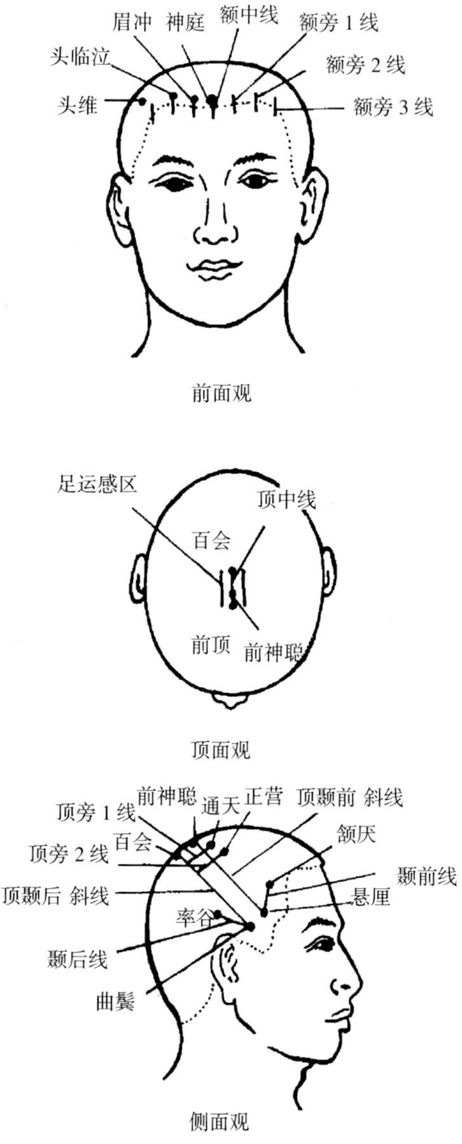
眉冲
神庭
额中线
额旁 1 线
头临泣
额旁 2 线
头维
额旁 3 线
前面观
足运感区
顶中线
百会
前顶
前神聪
顶面观
前神聪
通天
正营
顶颞前 斜线
顶旁 1 线
百会
颔厌
顶旁 2 线
颞前线
顶颞后 斜线
悬厘
率谷
颞后线
曲鬓
侧面观

图 37　头针穴线(一)

额中线、额旁1线、额旁2线、额旁3线：均在头前部，其中额中线为从督脉神庭穴向下引一直线，长1寸(3厘米)；额旁1线为从膀胱经眉冲穴向下引一直线，长1寸(3厘米)；额旁2线为从胆经头临泣穴向下引一直线，长1寸(3厘米)；额旁3线为从胃经头维穴内侧0.75寸向下引一直线，长1寸(3厘米)。

顶中线：在头顶部，即从督脉百会穴至前顶穴之段。

顶颞前斜线(运动区)、顶颞后斜线(感觉区)：均在头顶部、头侧部，前者为从头部经外穴前神聪至颞部胆经悬厘穴引的斜线；后者为顶颞前斜线之后1寸，与其平行的线，从督脉百会穴至颞部胆经曲鬓穴引的斜线。

顶旁1线、顶旁2线：均在头顶部，前者为督脉旁1.5寸(4.5厘米)，从膀胱经通天穴向后引一直线，长1.5寸(4.5厘米)；后者为督脉旁开2.25寸(6.75厘米)。由胆经正营穴向后引一直线，长为1.5寸(至承灵穴)。

颞前线、颞后线：均在头的颞部，前者为胆经颔厌穴至悬厘穴连的直线；后者为从胆经率谷穴向下至曲鬓穴连的直线。

附：头针是在头部特定的刺激区运用针刺防治疾病的一种方法，主要刺激区的定位及主治如下：

腹腔区

【定位】 上述额旁1线定位即为本区。

【主治】 哮喘，胸部不适等。

胃区

【定位】 上述额旁2线定位即为本区。

【主治】 胃炎、胃溃疡等引起的胃痛、上腹部不适。

生殖区

【定位】 上述额旁3线定位即为本区。

【主治】 功能性子宫出血,配足运区可治子宫脱垂。

运动区

【定位】 上述顶颞前斜线定位即为本区。

【主治】 上1/5主治对侧下肢、躯干部瘫痪;中2/5主治对侧上肢瘫痪;下2/5主治对侧中枢性面神经瘫痪,运动性失语(部分或完全丧失语言能力,但基本保留理解语言的能力),流涎,发音障碍。

感觉区

【定位】 上述顶颞后斜线定位即为本区。

【主治】 上1/5主治对侧腰腿痛、麻木、感觉异常,后头、颈项部疼痛,头晕,耳鸣;中2/5主治对侧上肢疼痛、麻木、感觉异常;下2/5主治对侧面部麻木,偏头痛,颞下颌关节炎等。

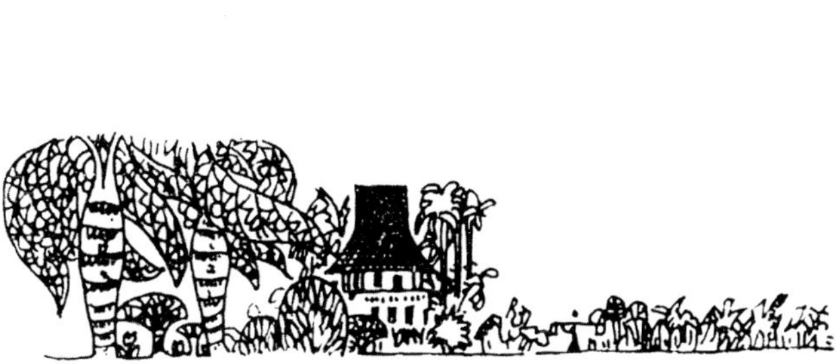

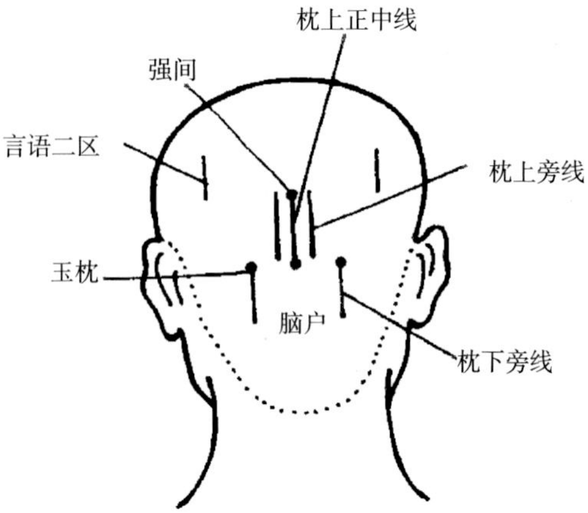

背面观

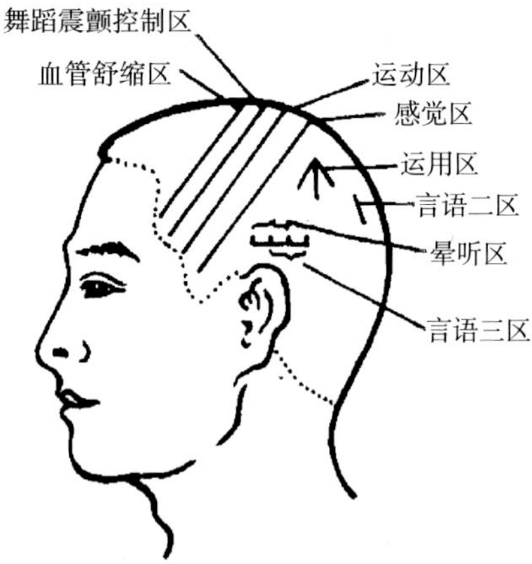

头针穴区

图 38　头针穴线(二)

枕上正中线、枕上旁线（视区）、枕下旁线（平衡区）：均在后头部，前者即督脉强间穴至脑户穴之段；中者为由枕外粗隆督脉脑户穴旁开0.5寸(1.5厘米)起，向上引一直线，长1.33寸(4厘米)；后者为枕外粗隆即督脉脑户外侧1.17寸(3.5厘米)向下引一垂直线，长1.33寸(4厘米)。

舞蹈震颤控制区、血管舒缩区：均在头部，为与顶颞前斜线平行的斜线，前者位于顶颞前斜线前0.5寸(1.5厘米)；后者位于顶颞前斜线前1寸(3厘米)。

晕听区：在侧头部，从耳尖直上0.5寸(1.5厘米)处，向前、向后各作长0.67寸(2厘米)横线。

言语二区：从顶结节向后引一督脉之平行线，长0.67寸(2厘米)，再由此点往下引一段1寸(3厘米)直线，即言语二区。

言语三区：在头侧部，从耳尖直上0.5寸(1.5厘米)处向后引一长1.33寸(4厘米)的横线。

运用区：从顶结节向颞骨乳突中部引一直线，再由顶结节向前下、后下各引一斜线，使之与第一线各成40度夹角，此3线各长1寸(3厘米)。

足运感区：在头顶部，由顶颞后斜线（感觉区）上点向后0.33寸(1厘米)处，向前引一与督脉平行的直线（督脉旁开1厘米）。

附：

视区

【定位】 上述枕上旁线定位即为本区。

【主治】 皮质性视力障碍。

平衡区

【定位】 上述枕下旁线定位即为本区。

【主治】 小脑疾病引起的共济失调,平衡障碍,头晕,脑干功能障碍引起的肢体麻木,瘫痪。

舞蹈震颤控制区

【定位】 见上述舞蹈震颤控制区定位。

【主治】 舞蹈病,震颤麻痹,震颤麻痹综合征。

血管舒缩区

【定位】 见上述血管舒缩区定位。

【主治】 高血压。

晕听区

【定位】 见上述晕听区定位。

【主治】 眩晕,耳鸣,听力减低。

言语二区

【定位】 见上述言语二区定位。

【主治】 命名性失语(又称健忘性失语,病人称呼"名称"能力障碍,如病人不会说"椅",只会说"坐的";其他人说"椅"时,他能听懂)。

言语三区

【定位】 见上述言语三区定位。

【主治】 感觉性失语(病人理解言语能力障碍,常答非所问)。

运用区

【定位】 见上述运用区定位。

【主治】 失用症(又称运用不能症,病人肌力、肌张力及基本运动正常,但存在技巧能力障碍。例如,不能解钮扣、拾硬币等)。

足运感区

【定位】 见上述足运感区定位。

【主治】 对侧下肢瘫痪、疼痛、麻木,急性腰扭伤,夜尿,皮质性多尿,子宫脱垂等。